陆拯内科诊法要略

陆 拯 ◇著

陈明显 傅 睿 薛今俊 陆 举 ◇整理

U0308583

全国百佳图书出版单位

中国中医药出版社

·北 京·

图书在版编目（CIP）数据

陆拯内科诊法要略 / 陆拯著 . —北京：中国中医药
出版社，2022.8
ISBN 978-7-5132-7490-6

Ⅰ.①陆… Ⅱ.①陆… Ⅲ.①内科—疾病—诊疗
Ⅳ.① R5

中国版本图书馆 CIP 数据核字（2022）第 041187 号

中国中医药出版社出版

北京经济技术开发区科创十三街 31 号院二区 8 号楼
邮政编码 100176
传真 010-64405721
三河市同力彩印有限公司印刷
各地新华书店经销

开本 880×1230 1/32 印张 6.5 字数 128 千字
2022 年 8 月第 1 版 2022 年 8 月第 1 次印刷
书号 ISBN 978-7-5132-7490-6

定价 28.00 元
网址 www.cptcm.com

服 务 热 线 010-64405510
购 书 热 线 010-89535836
维 权 打 假 010-64405753

微信服务号 zgzyycbs
微商城网址 https://kdt.im/LIdUGr
官 方 微 博 http://e.weibo.com/cptcm
天猫旗舰店网址 https://zgzyycbs.tmall.com

如有印装质量问题请与本社出版部联系（010-64405510）

叙　言

　　诊法，初而视之，似乎无甚重要，认为观观病态、听音嗅味、问问病情、切脉按腹而已。这四种诊法，即望闻问切，不是可有可无的无所为方法；实际上是根据中医学的理论体系，结合临床诊察研究，分析判断，详细辨别症状，归类何种证候，洞察病变，是认识疾病的核心部分。症状是疾病的现象，透过现象，可以看到疾病的本质。所以症状、证候、疾病三者，有着紧密的联系，不可分割。亦就是说，通过四诊，周密诊察，才能获得正确的诊断和治疗。

　　中医内科诊法，早在殷墟甲骨文中已有记载，在《黄帝内经》《难经》《伤寒杂病论》《脉经》等文献中，内容日渐丰富。在四诊合参下，建立了辨证、辨病多种方法，适用于不同病因和病机，例如六经辨证、卫气营血辨证、气血辨证、病因辨证、脏腑辨证、三焦辨证、毒证四层辨证、天癸四至辨证等，故诊法必须详细精准，望而知病吉凶，闻而知有无异味异气，问而知病轻重，切脉尽心守神。诊察患者时全神贯注，不可分心。人命关天，不可轻视，若遇急病重症，应及时配合现代医学检查方法，以明确诊断，提高医疗质量，杜绝误诊误治及漏诊漏治。所以必须掌握诊法之关键。为此，余取中医内科诊法部分，结合实际运用价值，撰写了本书。全书共八章，重点阐述四诊要义、发病原由、辨证大旨、辨病大意、治则与治法、特殊辨治等。

在叙述过程中，力求繁简得当，简而抓住重点，繁而讲深说透，生动易懂，着重围绕临床实用。但由于时间仓促，缺点错误，在所难免，祈请大方之家正之。

茗溪医人　陆拯

2022 年 4 月于浙江省立同德医院

目 录

第一章　源流史略

中医药的历史，源远流长，经历了由不认识到认识、不理解到理解的漫长历史进程。中医药的发展进步，是随着社会的进步而发展，经历了几次大飞跃、大突破，才取得今天的辉煌成就。

第一节　中医药的起源

中医药的起源，是人类对疾病的发生和治疗过程的认识，它的发生和发展离不开人的生产和医疗实践。

我们不从远古说起，那都是地下发掘考古文物史料。现就从先秦时期开始，以书为证，以大系为主线，简述史略。首推《黄帝内经》的出现。据《汉书·艺文志》记载，当时有医经七家，其中《黄帝内经》九卷，《黄帝外经》三十七卷，《扁鹊内经》九卷，《扁鹊外经》十二卷，《白氏内经》三十八卷，《白氏外经》三十六卷，《旁篇》二十五卷，但绝大部分已经失传，而《黄帝内经》是为仅存者。此外，还有许多不见于文献记载的古代医术，例如1973年长沙马王堆西汉古墓出土的简帛医书，有《足臂十一脉灸经》及《阴阳十一脉灸经》甲本、《阴阳十一脉灸经》乙本、《脉法》《阴阳脉死候》《五十二病方》《却谷食气》《导引图》《养生方》《杂疗方》《胎产书》等，这些简帛医书都是汉文帝十二年（前168）下葬的。据有关学者认为，各书的编撰年代并不一致，最早的可能成书于春秋时期，最晚的乃是战国后期至秦汉之际所成之书，其中尤以《足臂十一脉灸经》和《阴阳十一脉灸经》最为古朴，是现今已知最早记载经脉学说的中医文献。《黄帝内经》（简称《内经》）所述十二经脉，正是在帛书所述十一经脉的基础上发展起来的。由此可知，在《内经》成书之前，曾有过更为古老的医药文献。在《内经》中亦有引用记载古医书二十一种（见于龙伯坚《黄帝内经概论》，上海科学技术出版社1980年9月出版）。单是《素问·病能论》篇提到的古医书就有《上经》《下经》《金匮》《揆度》《奇恒》等多种。这些已佚的古代医学文献，还可与《史记·扁鹊仓公列传》中某些内容相互印证。

《黄帝内经》即现存的《素问》和《灵枢》两部分。其成书时期和著撰者，非出于一时期一人之手，大约开始于春秋战国，充实于秦汉时期，由众多医家搜集、整理、综合而成，甚至包括东汉乃至隋唐时期，不断修订和补充。

《素问》和《灵枢》，原书各九卷，每卷九篇，各为八十一篇，合而为一百六十二篇。《素问》流传到唐代只存八卷，其中第七卷的九篇已佚。唐代王冰注解此书时，又称从其师元珠先生处得到《素问》"旧藏之卷"的秘本，便补充了《天元纪大论》等七篇，仍缺两篇。现存《素问》，虽有八十一篇的篇目，但其中的第七十二篇《刺法论》和第七十三篇《本病论》，只有篇名，而无具体内容。直到宋代，又补充了两篇，附录于该书之后，称为"素问遗篇"，显系后人伪托之作。

《灵枢》一书，原来只剩残本，北宋元祐八年（1093），高丽献来《黄帝针经》，哲宗随即下诏颁发天下各地。（可见于《宋史·卷十七·哲宗本纪》："元祐八年正月庚子，诏颁高丽所献《黄帝针经》于天下。"）后至南宋的史崧，才把"家藏旧本《灵枢》"加以校正出版，这就是现存最早版本的《灵枢》。

从现在的《素问》《灵枢》两书来看，各篇篇幅长短悬殊，文字风格体例亦不一致。例如《素问·经络论》通篇仅一百四十多字，而该书的"六元正纪大论"和"至真要大论"等篇，字数却在六千以上。又如《灵枢·经脉》，字数有四千五百多，而同书的"背腧"篇，仅有一百四十六字。在文字风格上，有的很古朴，有的又类似于汉赋，有的所举事例是汉以后才出现的。如《素问·上古天真论》阐述养生时，有些语句颇像《老子》;《素问·宝命全形论》称民众为"黔首"，当是秦或秦以前的称谓;《素问·生气通天论》言平旦，言日中，言日西，而不以地支名时，似为秦人所作;《素问·脉解》言"正月太阳寅，寅，太阳也"，则可断定属汉武帝太初元年（前10）以后的作品;因为秦代和汉初皆用颛顼历，而颛顼历是以亥月为岁首，直到汉武帝太初元年才改为以寅月为岁首。从多篇的内容来看，有的还有互相解释的关系。如《素问·针解》和《灵枢·小针解》是解释《灵枢·九针十二原》的，这就表明《针解》和《小针解》是在《九针十二原》之后所成的。由此可见，《内经》之书，确非一时一人所撰成。

《内经》的基本内容和成就，可包括人与自然的关系，人的生理、病理、诊断、治疗及疾病预防等。《素问》所论范围，有脏腑、经络、病因、病机、病证、诊法、治疗原则及针灸等。《灵枢》内容亦大致相同，除了阐述脏腑、病因、病机外，还着重介绍了经络腧穴、针具、刺法及治疗原则等。两书都运用了阴阳五行学说，阐发因时、因地、因人制宜等辨证论治原则，体现了人体与外界条件统一的整体观念。

春秋战国时期，对药物学的认知有了新的进展，见于文献记载的药物显著增多。西汉初期有过药物专著。《史记·扁鹊仓公列传》中提到古代医药书中有《药论》，可惜已经失传。在《黄帝内经》中记载了十多个药方，其中提到了泽泻、半夏、连翘等多种药物。长沙马王堆出土的帛医书《五十二病方》，虽非药物专著，却记载了黄芩、芍药、黄芪、甘草、蜀椒等药物243种。秦汉以来，内外交通日益发达，特别是张骞、班超先后出使西域，开通丝绸之路，西域的红花、葡萄、胡桃、胡麻、大蒜、苜蓿及其他道地药材不断输入内地。《神农本草经》的出现，说明药学有了较快的发展。对于《神农本草经》的成书年代，说法不一，有认为成书于战国时期，有认为成书于秦汉之际，有认为成书于东汉时代。多数医家认为，《神农本草经》（简称《本经》《本草经》）亦和《内经》一样，并非出于一时一人之手，大都是秦汉以来医药学家不断加以搜集和发掘，直至东汉时才整理成书。《神农本草经》之书，《汉书·艺文志》没有著录，其书始载于梁代阮孝绪的《七录》，《隋书·经籍志》亦作了著录，但均未说明写作年代和作者姓名。郑玄认为乃神农氏所作，皇甫谧认为是岐伯和伊尹所作，这显然是不可信的。梁代陶弘景在《本草经集注·序》中说："旧说皆称《神农本草经》，余以为信然……今之所存，有此四卷，是其本经，所以郡县，乃后汉时制，疑仲景、元化等所记。"又说："本草时月，皆在建寅岁首，则从汉太初后所记也。"《颜氏家训》亦云："譬犹本草，神农所述，而有豫章、朱崖、常山、奉高、真定、临淄、冯翊等郡县名，出诸药物，由后人所掺。"陶弘景和颜之推都指出，《神农本草经》所记药物产地，多为后汉时所设置的郡县，因此可推断本书为后汉时所作。陶弘景还根据采药时月以建寅为岁首的特点，认为此书不早于西汉武帝太初元年（前104）。再根据书中有较多的"久服神仙不死"等语的情况来看，此书受东汉道教思想的影响是比较大的，陶氏之说不无道理。

关于本书的作者，陶氏所说可能出于张仲景、华元化之手，这只是一种推测，其说不太可靠。该书何以称"本草经"？因古代是以植物药为主的，东汉许慎的《说文解字》说："药，治病之草也。"五代时韩保昇亦说："按药有玉石、草木、虫兽，而直云本草者，为诸药中草类最多也。"至于书名，关于冠以"神农"，一是为古代有"神农尝百草"而发现药物的传说；二是一种托古之风的反映，就像《内经》之前冠以"黄帝"之名一样。正如《淮南子·修务训》所说:"世俗之人,多尊古而贱今,故为道者,必托之于神农、黄帝而后能入说。"

《神农本草经》原书早已失传(一说在唐代初年就失传了)。现今所流传者,都是后人从宋代《证类本草》及明代《本草纲目》等书中辑佚所成。

关于《神农本草经》的内容和成就,全书共三卷(亦有作为四卷),收载药物365种,分上、中、下三品,其中上、中品各120种,下品125种。上品之药,多属补养类药物;中品之药,为补调兼顾治病之药物;下品之药,为除病攻邪之药物。在药物理论方面,以序例之总论形式提出了药有君臣佐使、阴阳配合、七情和合、五味四气等药物学理论,并介绍了药物的别名、性味、生长环境及功用、主治等。本书有较高的历史价值和科学意义,亦可说本书是奠定了中药防治疾病的基石。

《神农本草经》从记载内容和内涵底蕴来看,集东汉以前药物学之大成,亦是我国现今最早的药物典籍,通过系统总结秦汉以来的医家和民间医的用药经验,对后世药物学的发展有重要影响。魏晋以后历代诸家的本草学,都是在该书的基础上发展起来的,书中所述药物学理论,包括药物性能、功效及加工炮制方法等,至今尚有一部分内容仍有参考价值。所以本书仍然是学习中医药重要的参考书,但是限于当时科学水平,书中亦不可避免地出现某些缺点和错误,由于东汉时期谶纬神学盛行,因此书中也掺杂了一些神仙道教思想内容。例如"水银……久服神仙不死""泽泻……久服不饥，延年轻身，面生光，能行水上""紫苏……久服轻身不老，延年神仙"等。

随着社会不断发展，医学理论逐渐完善。在《内经》理论的建立和《本草经》药物体系的形成过程中，中医学初具规模。但临床缺乏诊病治疗方法。东汉张仲景（约150—219），名机，南郡涅阳（今河南省邓州市穰东镇，一说今南阳市）人。张仲景著有《伤寒杂病论》，确立了辨证论治原则，建立了临床医学体系，诊疗疾病的水平得到了飞跃发展。《伤寒杂病论》实际上讲的是两大类疾病：以外感伤寒为主的疾病，以内伤杂病为主的疾病。外感伤寒以六经论治，内伤杂病以脏腑论治。张仲景还提出了以理法方药为主的辨证论治原则。论述外感伤寒的部分即今之《伤寒论》，论述内伤杂病的部分即今之《金匮要略》。伤寒为病，大都以外感病邪所致，病变传递多以先表后里，先实后虚，先热后寒，先阳后阴。内伤杂病为患，大都气血亏损，脏腑受伤，再以痰湿瘀毒内阻，诸病渐成。同时，《金匮要略》兼及妇科病和外科痈疽肠痈，其辨治精神与《伤寒论》基本一致，但《伤寒论》先明列伤寒等疾病，再以六经分证论治，而《金匮要略》不以独立疾病而以脏腑病证辨证分治，故适用于杂病论治。《金匮要略》分类明确，辨证切要，对病因、病机及诊断、治疗的论述均甚精当。在病因分析、归纳方面，其指出了三因致病学说，"千般疢难，不越三条：一者经络受邪，入脏腑，为内所因也；二者四肢九窍，血脉相传，壅塞不通，为外皮肤所中也；三者房事、金刃、虫兽所伤。以此详之，病由都尽"。为中医学的病因学说做出了一定贡献，在诊断和治疗上亦总结了不少可贵经验。

从《伤寒杂病论》来看，实际上已概括了中医的望、闻、问、切四诊，阴、阳、表、里、寒、热、虚、实八纲，以及汗、下、吐、和、清、温、补、消等八法。

同时，《伤寒杂病论》对方剂学亦有贡献。《内经》方剂甚少，仅有 10 余首，到了《伤寒论》时载方就有 113 首（实为112 首，因为其中的禹余丸有方无药），《金匮要略》载方 262 首，除去重复。两书实收方剂 269 首，丰富了临床方剂应用。

嗣后，随着社会不断地发展，医学不断地进步与完善，到了晋代出现了脉学专著。王叔和撰成《脉经》，指出了脉诊的重要性和难以掌握性，他在自序中说："脉理精微，其体难辨，弦紧浮芤，辗转相类，在心易了，指下难明，谓沉为伏，则方治永乖，以缓为迟，则危殆立至。况有数候俱见，异病同脉者乎。"同时，王叔和指出脉学必须理论结合实际，四诊合参，"百病根源，各以类例相从，声色证候，靡不赅备"。

《脉经》首先确立了寸口脉法，分寸、关、尺三部脉位，配合脏腑，联系寸口切脉，倡导了临床广泛应用的独取寸口诊脉法。

到了隋代，巢元方系统地总结了中医病因、病理、证候学，撰写《诸病源候论》，在病源与症状、证候理论上取得了卓越的成就。全书共 50 卷，分列 67 门，论述 1739 种病候，概括人体内、外、妇、儿、五官等各科病变，可称收罗最广，叙证最多，内容极为丰富，是总结了魏晋以来的临床证候大全。本书对病源与证候研究既广泛又详细，所列病类，有中风、风湿痹、虚劳、伤寒、天花、霍乱、疟疾、痢疾、水肿、黄疸、消渴、脚气、呕哕、痔漏、痈疽等，以内科为主，包括外、儿、妇产、五官、神经精神等多科疾病的内容。如妇产科又分为妇人杂病、妊娠病、将产病、难产病、产后病五类等。说明1400多年前，中国医家对这些疾病已经有了一定的认识。

在对病源的认识上，除根据传统的医学理论对病源进行解释外，还根据临床表现，进行了新的理论探索。如"温病候"中，认为某些传染病是由外界有害物质因素"乖戾之气"所引起的，这些物质还能"多相染易"，并且可以服药预防。对某些病源的认识颇具真实性。例如关于寄生虫病的感染，明确指出疥疮中"并皆有虫，人往往以针头挑得"。又说患寸白虫（绦虫）病，是因吃了不熟的牛肉所致。对"漆疮候"，认为"人有禀性畏漆，但见漆便中其毒……亦有性自耐者，终日烧煮，竟不为害也"。说明对本病的发生，已认识到与人的体质禀赋有关。同时本书对某些疾病如糖尿病、脚气病、麻风病等症状的描述亦颇准确。并指出："夫消渴者，渴不止，小便多是也……其病多发痈疽。"又说："凡脚气病，皆由感风毒所致，得此病多不即觉……其状自膝至脚有不仁，或若痹，或淫淫如虫所缘……或脚屈弱不能行，或微肿，或酷冷，或疼痛，或缓纵不随，或挛急……或有物如指，发于腓肠，径上冲心，气上者，或胸心冲悸。"又说："凡癞病……初觉皮肤不仁，或淫淫苦痒为虫行，或眼前见物如垂丝，或隐轸辄赤黑……令人顽痹，或汗不流泄……身体遍痒，搔之生疮……顽如钱大，锥刺不痛……眉睫坠落……鼻柱崩倒……从头面即起为疱肉，如桃核小枣。"同时书中又提及"妊娠欲去胎候""金疮肠断候""拔齿损候"等记载，可以看出当时已有施行人工流产、肠吻合及拔牙等手术，可惜没有详细记载。

第二节　中医内科学形成与发展

中医内科学的起源颇早，在殷商甲骨文中，就有心病、头痛、胃肠病、疟疾、蛊病等内科疾病的记载。同时殷商时代已应用汤液药酒治疗疾病，周代已出现医学分科，其中所称的"疾医"，相当于后世的内科医生。由此可见，远在春秋战国时期以前，对某些有关内科疾病已有了初步认识和相应治疗。

春秋战国时期，出现医学专著《黄帝内经》，书中记述内科病证200多种，并论述病因、病机、转归、传变及预后等。所论有详有略，详者专题论述，如"热论""痿论""疟论""痹论""咳论"等，这些论述对中医内科学有重大的影响，某些理论至今还指导着中医内科临床工作。

到了汉代，张仲景既系统总结前人成功经验，又结合自己丰富的临床体会，撰成《伤寒杂病论》，建立了临床医疗体系，以六经论治伤寒，以脏腑论治杂病，并提出了以理、法、方、药为主的辨证论治体系。

随着历史变迁往来，有者可以失去，无者可以新生，残者可以增补，考古可以正伪。《伤寒杂病论》早已散佚，真本很难再得。《伤寒杂病论》早期传本大约出现在三国至北宋时，且有多种本子，现存本为魏晋时王叔和整理，后经北宋校正医书局校正为《伤寒论》《金匮要略》。《伤寒论》分别阐述各经病证的特点和治法，各经病证的传变，六经证候的归纳，分清各证候的主次，认识证候的属性及其变化，从而达到病因清楚、病机清楚、证候清楚、治疗清楚。《金匮要略》分别阐述各脏腑病因病机，疾病证候和辨证论治。因此，可以说张仲景的《伤寒杂病论》确立了辨证论治的原则，奠定了中医内科学的基础。

随着历史发展，中医药学不断进步，分科更为完善。晋隋唐三代对中医内科学的影响较大者，首推晋代王叔和《脉经》，倡导脉象理论和脉学诊断，并对中医内科学诊断起到十分重要的作用。到了隋代巢元方等著的《诸病源候论》，涉及内科篇幅达 27 卷，收载内科疾病近千种。唐代孙思邈著的《备急千金要方》《千金翼方》均记载了不少内科病和内科方。还有唐代王焘编撰的《外台秘要》，除历史名医所述之内科疾病和内科各方外，尤其收录失传已久的《范汪方》《小品方》《深师方》《许仁则方》《张文仲方》等，更为可贵。

到了宋金元三朝时，中医内科学得到了持续发展，北宋方书，如《太平圣惠方》《圣济总录》中内科部分占了很大比重。在南宋时，对中医内科病因学说有了进一步重视，密切结合临床，现于《三因极一病证方论》。在金元时期，内科学术理论得到多方面发展。如刘完素提倡火热论，善用寒凉，后世称之为寒凉派。张元素主张脏腑标本虚实寒热用药式，提倡脏腑辨证用药论，对药物的药性、药理论述精深，李时珍曾评价张元素谓"大扬医理，灵素之下，一人而已"。张从正善于攻邪，常用汗吐下三法，后世称之为攻下派，但张氏并非绝对主张只攻不补，而是认为虚者必先补之，故说"亦未尝以此三法，遂弃众法，各相其病之所宜而用之"。李杲独倡"内伤脾胃，百病由生"，将内科疾病分为外感、内伤两大类，并且通过病性、脉象及各种证候表现对比，详细论述了二者的鉴别要领，对临床诊断与治疗都有指导意义。王好古倡阴证论，认为阴证病变尤为严重，原因是"难辨又难治"。其所以难辨，是因为阴证"变证"复杂，如阴证似阳、阴盛格阳、内阴外阳等，若不能认识本质，就会以阴为阳，误治贻害；其所以难治，是因为阴证由脾肾两虚，阳气泄于外，肾水亏于内，先后天之本俱虚，外邪自然侵袭。这一阴证论观点，还可补充张仲景之学，发挥易水派学说。朱震亨倡相火论，创"阳常有余，阴常不足"之说，后世称之为滋阴派。以上金元医家，在多个不同的方面，为中医内科学提供了丰富的理论和实践经验。

迄至明清时期，内科发展更快，在明代出现了我国医学历史上第一部以内科命名的医籍，即薛己的《内科摘要》。内科著作不断增多，学术观点各抒己见。薛己主脾肾之说，善用甘温益中，又重命门为真阴真阳，而气血阴阳皆其所化。明代张介宾所著的《景岳全书》，内容极其丰富，有医学理论、诊断方法、治疗原则、药物方剂等，其中"伤寒典""杂证谟"所载大都为内科疾病。在学术观点上提出了"阳非有余，真阴不足"，以及人体虚多实少等论。在治法上，认为善补阴者必于阳中求阴，善补阳者必于阴中求阳。明代赵献可著的《医贯》，认为命门是人身之主和至宝，强调"命门之火"是治疗和养生的关键。上述薛己、张介宾、赵献可均属于温补派的重要医家。

明清时期有影响的书籍以内科为主的较多，如虞抟的《医学正传》、王纶的《明医杂著》、龚廷贤的《寿世保元》、王肯堂的《杂病证治准绳》、秦景明和他的侄孙秦皇士著的《症因脉治》、李用粹的《证治汇补》、尤怡的《金匮翼》、林珮琴的《类证治裁》、沈金鳌的《杂病源流犀烛》、罗国纲的《罗氏会约医镜》、陈士铎的《辨证录》等，均是以内科为主的论述。

明清时期，还有不少专论内科某些病证的。如胡慎柔的《慎柔五书》，主要阐述虚损、劳瘵；汪绮石的《理虚元鉴》，重点论述治疗虚劳。还有《红炉点雪》《不居集》等，均专论治疗劳瘵、虚损病证。此外，还有熊笏的《中风论》，介绍养阴清热治疗中风的经验；王清任的《医林改错》，指出内科中补气活血与活血破瘀的重要性，并创立不少活血逐瘀方剂，对内科治疗上做出了较大的贡献。

第三节　中医内科学的地位和分类

中医内科学是各科临床的重点，涉及范围广泛，内容丰富，疾病众多。具体地说，中医内科学是运用中医多种理论和临床思维研究方法，阐明内科疾病的病因、病机、证候、诊断、辨证、治疗、预后转归，以及预防、康复、调摄等内容的一门临床学科。中医内科学可包括古代时病、瘟疫、大方脉、杂病难证等。所以，中医内科学是中医学的主干学科和临床诸学科的基础，在中医学中占有重要的地位，称之为"中医大内科"。

同时，随着社会的进步和科学的发展，学科过大，不利于深入细致的研究，而通过按系统的分类，对庞杂笼统的众多内容进行分析，以机体作用相同，进而归纳为若干类与科，会有利于深入研究和诊断治疗。如肺系类病科、心系类病科、脾胃系类病科、肝胆系类病科、肾膀胱系类病科、天癸至神系类病科、天癸至气类病科、天癸至液系类病科、天癸至精系类病科、气血津液系类病科、外感热病类科等，分类科研究可获得深入细化病变情况，甚至还可发现新的问题。

第二章　四诊要义

正确的治疗取决于正确的诊断，所以四诊在内科临床中十分重要，不是可有可无而已。四诊，即望、闻、问、切四种诊察判断方法。诊，即诊察了解；断，即分析判断。四诊是中医诊断学的核心内容，研究诊察病情、判断病种、辨别证候的主要理论依据和技能方法。

四诊之中，如望诊者，主要察看患者的神、色、形态、舌象及排泄物等，发现异常表现，即可获知病情。在内科中尤为重要，凡临床经验丰富的医生，一望即知病之轻重缓急，故而称"望而知之谓之神"。闻诊者，主要通过听患者的语言、呼吸等声音和嗅患者的异常气味，以判病情，在内科临床中常可获知病之寒热缓急，在里在表。问诊者，是询问患者有关疾病的情况，患者自觉不适的各种症状，从而了解患者的多种病态感觉和疾病的发生发展，以及诊病等情况。在诊察中，问诊非常重要。切诊者，是通过切脉和触按患者身体有关部位，测知脉象变化及有关异常征象，以了解病体的变化情况，在内科临床中亦为重要。

通过四诊所收集的病情资料，主要包括症状和体征。症状是指因病而出现的痛苦和不适感；体征是指经检查而发现的病情征象，如面色苍白、舌苔白腻、脉象沉缓等。四诊是中医诊断的主要内容，其基本原理是建立在整体观念和相互联系上。具体有司外揣内、见微知著、以常达变三个方面。"司外揣内"，即观察外表现象，可以推测内在变化，诚如《丹溪心法》所说的"有诸内者形诸外"。这一观点与现代"黑箱"理论颇为近似。"见微知著"，即通过微小的变化，可以测知整体的状况，这一理论与近代"生物全息"的含义相通。"以常达变"，是指通过观察比较，在认识正常的基础上，发现太过、不及的异常变化，从而认识事物的性质，亦认识疾病的本质。但在诊断中，必须整体审查、四诊合参、病证结合，必要时还应配合现代生化等检验。

第一节　望　诊

望诊范围很广，大约有以下几方面，即全身望诊（又称整体望诊）、局部望诊（又称分部望诊）、舌体望诊（又称舌诊），此外还有望排泄物，包括望痰涎、呕吐物、大便、小便等，以及望小儿指纹。

内科望诊重点，在全身望诊中，首先是望神。神，是指天癸脑之至神，为精神意识、思维活动（在藏象学说中认为神是心所主宰）。具体有望面神，望眼神、姿态之神等。前者为望神之主要方面，后者为望神次要方面。神的产生源于先天精气，并赖于后天脾胃水谷精微的滋养。精气充足，脑中至神充盈，精神意识、思维活动敏捷，神气旺盛。所以神气充沛，抗病力强，即使有病亦多轻浅，预后较好；精气亏损，则体弱神衰，抗病能力弱，有病多重，预后较差。因此，在内科中尤其重视望神，从患者神的旺衰，可以了解内在精气的盛衰，以判断病情的轻重和预后。故《素问·移精变气论》说："得神者昌，失神者亡。"

一、望神

望神的主要内容，有精神意识、面色、眼神、呼吸、语言、形体动态，以及对外界的反应等方面。内科望神重点观察精神意识状态和面部表情。天癸脑之至神功能正常（在藏象学说中精神意识归于心，实因天癸至神为统领，心受其支配，所以心神亦来源于天癸至神），则精神饱满，神志清楚，思维敏捷，表情自然，反应灵活。反之则精神萎靡，神志恍惚，表情淡漠，思维混乱，反应迟钝，此为天癸脑之至神已虚，为病情深重的表现。其次，观察两目、面色之神亦很重要。《灵枢·大惑论》说："五脏六腑之精气，皆上注于目而为之睛。"故观察两目之神正常与否，可测知脏腑精气的盛衰。如目系通于脑，目的活动直接受天癸脑之至神调控，所以眼神是天癸至神外在反映。凡两目黑白分明、炯炯有神、运动灵活、视物清晰者为有神，提示脏腑精气充足。若两目晦暗呆滞、毫无神采、运动不灵、视物模糊或浮光暴露者为无神，是脏腑精气虚衰之征兆。观面色，亦属重要，面色指人体面部为主，亦包括全身皮肤。凡面部及全身皮肤光泽荣润，为脏腑精气充盛之象。反之面及皮肤枯槁灰暗，则为脏腑精气虚弱之征。观面色在内科中不论对于外感时病或内伤杂病都很重要，诚如《灵枢·论疾诊尺》"从外知内"为诊病的首要部位。《丹溪心法》虽不言望面色，但重点还是指面部，如说"欲知其内者，当以观乎外；诊于外者，斯以知其内。盖有诸内者形诸外"。

望神，还要判断神气各种类型，以了解病之轻重。临床常分以下几种：一为得神，又称"有神"。临证可见神志清楚，两目炯炯，面色荣润，肌肉结实，动作自如，反应灵敏，呼吸平稳，语言清晰，为之精气充足，脏腑正常，即或得病，病情轻浅，预后良好。二为少神，又称"神弱"。临证可见精神不振，目光暗淡，面色少华，肌肉松软，少气懒言，动作迟缓，为之精气不足，脏腑亏弱。多见病情轻浅，或急性病初愈，或素体不足，脏腑不健者。三为失神，又称"无神"。临证常见于精神萎靡，神疲倦怠，面色苍白或㿠白，两目晦暗无光，呼吸气微或喘促，语言低微不清，形体羸瘦，反应迟钝，甚则神志不清，循衣摸床，撮空理线，为之元气衰竭，精气神俱虚。多见于久病不愈，重病未见转机者。四为假神，又谓戴阳证、回光返照、残灯复明。临证常见于危重患者突然出现病势好转的虚假现象。一般可突然见精神转佳，目光明亮，言语不休，想见亲人，或原来语声低微，断续不继，突然出现洪亮声高，或原本面色晦暗，突然出现两颧浮红如胭脂状，或原来不思饮食甚则毫无食欲，突然食欲大增。诚如《伤寒论》之除中病，

"腹中应冷，当不能食，今反能食，此名除中，必死"。此为脏腑衰竭，元气将脱，阴不敛阳，虚阳外越，阴阳即将离决。多见于危重患者临终前的虚假现象。

此外，还有神乱，即精神错乱或神志失常。临证可见焦虑恐惧为主，兼或抑郁忧愁，心悸胆怯。多属虚证，常见于卑慄、脏躁病等。又有狂躁不安为主，兼或躁动打人骂人，不避亲疏。多属阳证，可见于狂病等。又有淡漠痴呆为主，兼或喃喃自语，面壁而泣。多属阴证，可见于癫病、痴呆病等。又有神昏谵语为主，兼或壮热烦躁，四肢抽搐，牙关紧闭，角弓反张，为邪热亢盛，扰乱天癸至神，致邪陷心包，或热扰至神致肝风夹痰蒙蔽清窍，阻闭经络，多属痉病、春温、暑温为病。又有猝然昏倒为主，兼或口吐白沫，两目上翻，醒后如常人，多属痫病，为天癸至神失常，致脏气不和，或兼半身不遂，口眼㖞斜，多属中风，为肝风夹痰上逆、阻闭清窍所致。

二、望色

内科望色亦为重要。望色，又称色诊，是通过观察患者全身的色泽变化来诊察病情的方法。重点观察面色，即面部颜色与光泽。颜色是色调的变化，光泽明度的变化。医用常见颜色有青、赤、黄、白、黑五种，故临证望色又称"五色诊"。心主血脉，其华在面，又手足三阳经，皆上行于头面，故面部的血脉最为丰富。所以脏腑的虚实，气血的盛衰，都可通过面部色泽的变化而反映于外。在病变状态下，可以反映疾病的不同性质和不同脏腑的疾病。如《灵枢·五色》说："青黑为痛，黄赤为热，白为寒。"故面色的变化在一定程度上可反映出不同脏腑的疾病。面的光泽是脏腑精气的外荣表现，因此可反映脏腑精气的盛衰，对判断病情的轻重和预后的良差，有重要意义。一般言之，面部荣润光泽者，为脏腑精气充盛不衰之象，可见于无病或病情轻者；反之，面部晦暗枯槁无泽者，则为脏腑精气已衰，多见于病重患者。下面简要阐述五色主病。

五色主病，是内科常用之法，为望色中的重点内容。

1. 白色 主虚证、寒证、脱证。为患者面色发白，多由气虚血少，或阳衰寒盛，气血不能上荣于面所致。临证中还可常兼他色，有以下几种：

（1）淡白 面色（包括口唇）淡白无华。多属血虚证或失血证。为营血亏损或顿然出血，不能上荣于面。

（2）㿠白 色白而无光泽。多属气虚证或阳虚证。若㿠白虚浮，则属阳虚水泛为病。

（3）苍白 色白而带青灰，且无光泽。多属阳气暴脱或阴寒内盛所致。

2. 黄色 主脾虚、湿证。为患者面色发黄，多由脾气亏弱，水谷精微不足，机体失养，或湿邪内蕴，脾失健运所致。

（1）萎黄 面色瘦黄而枯槁。多属脾胃气虚，水谷精微乏源，机体失于滋养，不能荣面而成。

（2）黄胖 面色黄而虚浮。多属脾虚不健，水湿内停，外溢头面肌肤所致。

（3）黄疸　面目一身俱黄。若色黄鲜明如橘子皮色，属于阳黄，乃湿热内蕴为病；面黄晦暗如烟熏色者，则属阴黄，乃寒湿蕴脾伏肝为病。

3. 赤色　主热证、戴阳证。面色赤红，多因热邪内盛，上行于面为病；亦有阴寒极盛、虚阳上越的危重病证。

（1）满面通红　颜面红赤，多属实热证。每因邪热亢盛，血行加速，面部气血充盈所致。

（2）午后两颧潮红　多为阴虚内热证。由于阴虚阳亢，虚火上炎所致。常见于肺痨等病。

（3）面红如妆　面色时而苍白，时而泛泛如胭脂妆。多属久病重证，精气衰竭，阴不敛阳，虚阳上越为病。

4. 青色　主寒证、痛症、气滞血瘀证、惊风病。多由寒凝气滞，或痛则不通，或瘀血内阻，或筋脉拘急，使面部脉络血行瘀阻，而致面部青色。

（1）淡青或青黑　多因寒邪内阻，阳气不畅，血行阻滞而成。寒邪稍轻，面色常为淡青，寒邪盛者，面色常见青黑。临床多见阴寒腹痛，或久痛虚寒，或寒瘀互阻证。

（2）面唇青紫　多属心气虚衰，或心阳不足，血行瘀阻，或肺气闭塞，呼吸不利所致。若突见面色青灰，口唇青紫，四肢冰冷，脉微欲绝，则多为心阳暴脱、心血瘀阻之真心痛病。

（3）面色青黄　青黄相间，又称苍黄。多属肝郁脾虚，气血瘀阻形成。临床多见于胁下癥积痞块诸病。

5. 黑色　主肾虚证、阴寒证、水饮病、血瘀证。多因肾阳虚证，阴寒内盛，或精气虚少，失于温养所致。

（1）面色暗淡　多属肾阳虚证。由于阳虚水寒不化，精血失于温煦形成。

（2）面黑焦干　多属肾精亏虚。由于先天不足，肾精耗伤，面失所养而成。

（3）面色黧黑　多属肾之精血不足证。由于精气精血虚少，络脉失养，血行瘀滞，不荣于面所成。

（4）眼眶面色乌黑　多属肾虚水饮内停，或脾肾两伤，寒湿阻滞，或劳倦顿伤，水邪内盛所致。

三、望形体

内科望形体，亦较重视，是通过观察患者形体的强弱胖瘦、体质的正常与否，来判断病情轻重的方法。

人体以五脏为中心，外与皮毛、肌肉、血脉、筋腱、骨骼之五体有着密切联系，即肺合皮毛，脾主肌肉，心主血脉，肝主筋，肾主骨。五体赖于五脏精气所养。五脏精气的盛衰和功能的强弱，又可通过五体正常与否反映于外表。五体形体与五脏内脏功能的盛衰相统一，内盛则外强，内衰则外弱。故观察患者外表形体的强弱，可以了解内在脏腑的虚实，气血的盛衰。不同的体质形态，其阴阳盛衰亦不同，对疾病的易感性和患病后疾病的转归亦不同。因此，在内科临床中应注重观察患者的体质类型，有助于对疾病的诊断和治疗。

望形体的强与弱：观察形质的强弱，对判断疾病的预后与转归等有重要意义。

体强者，即体质强壮。可见骨骼粗大，胸廓宽厚，肌肉坚实，皮肉润泽。兼有精力充沛，食欲旺盛，气血充盈，抗病力强，有病易治，预后较好。

体弱者，即体质虚弱。可见骨骼细小，胸廓狭窄，肌肉瘦削，皮肤枯槁。同时伴有精神不振，食少乏力，体质虚衰，气血不足，抗病力弱，有病难治，预后较差。

望形体的胖与瘦：正常之人多为不胖不瘦，各部组织大都匀称。过于肥胖或过于消瘦均属病变现象。

肥胖者，形体稍丰满，肌肉较坚实，是精气充足、身体强健的表现，不做病论。若形体过于肥胖，肉松皮缓，神疲倦怠，多属形盛气虚，阳气不足，多痰浊，多湿瘀之征象。临床多见于痰饮病、中风病等。

形瘦者，形体稍清瘦，肌肉尚结实，精神较饱满，亦不属病论。若形瘦颧红，皮肤干黑，多属阴液不足、内有虚火之象，每见于肺痨等病。如久病不起，骨瘦如柴，多属脏腑精气衰竭、气液干涸之重证难病。

四 、望姿态

内科望姿态，亦不可忽视，通过望姿态可以观察患者的动静姿态和异常动作，来诊察病变。

患者的动静姿态与机体的阴阳盛衰和病变性质的寒热虚实有着密切关系。因阳主动、阴主静，故阳、热、实证的患者机体功能多为亢进，临证可见躁动而不安等；阴、寒、虚证的患者机体功能衰减，临证可见喜静而少动等。所以观察患者动静姿态的不同，可以判断病变的属阴属阳、为寒为热、是虚是实等性质。

望姿态的主要表现，有以下三个方面。

一为动静姿态：正常人动作协调，体态自然。若脏腑发生病变，可使肢体动作失调，或不能运动，或强迫被动体位。一般可见，凡喜动者、强者、仰者、伸者，多属阳证、热证、实证；凡喜静者、弱者、俯者、屈者，多属阴证、寒证、虚证。

二为衰惫姿态：脏腑亏损，精气虚衰，必然会出现相应的衰惫姿态，如精神萎靡、目光呆滞、少气懒言、形体瘦弱等，即能了解脏腑的病变程度和预测疾病的转归。

三为多变动态：不同的疾病可产生不同的病态，观察多种变化动态，有助于相应疾病的诊断。如患者唇、睑、指、趾颤动者，多见于外感热病，常为发病先兆；若见于内伤虚证，多为气血不足，筋脉失养。若颈项强直，两目上视，四肢抽搐，角弓反张者，多属于肝风内动，常见于热极生风。如猝然昏倒，不省人事，口角㖞斜，半身不遂者，属于中风病。若猝倒神昏，口吐涎沫，四肢抽搐，醒后如常人者，当属痫病。如恶寒战栗，可见疟疾发作，或为外寒袭表，或为伤寒无汗，邪正剧争欲做战汗之时。若肢体软弱，活动不便，多属痿证。如关节疼痛，筋脉拘急，屈伸不利，多属痹证等。

五、望舌与苔

望舌与苔主要包括望舌体、望舌苔、望舌底，亦兼望咽喉部。通过观察舌象，可以了解脏腑正常与否。所以，中医内科临床非常重视望舌与苔。

1. 望舌体　舌体又称舌质。望舌体又称观舌体。望舌体，主要观察舌体的颜色、形质、动态和舌下脉络等四个方面。首先要明白正常人的舌体特征：颜色淡红，红活鲜明；形质柔软，干湿适中；运动灵活，伸卷自由，舌下脉不粗长，脉络分支无瘀点。

（1）舌体颜色　临床常可分为淡白舌、淡红舌、红舌、绛舌、紫舌、青舌6种。

淡白舌：又称舌色淡白，多因气血两亏或阴寒内盛所致。若舌体不胖大，与常人相似，舌面虽润，但津液不多者，多为气血两亏；舌体胖嫩，舌边有齿印，舌面湿润多津液，则为阳虚寒湿内盛；若舌体淡白，干枯少津，甚则舌面毫无津液，多为阳虚不能生津化液，或阳虚不能施布津液；舌体淡白光莹，舌面光滑无苔，多为脾胃之气衰败，气血两虚之候。

淡红舌：又称舌色淡红，可见常人谓之舌色白里透红，不浅不深，红润内充。若见于外感病中，舌色淡红，为热邪侵犯肌表，尚未袭入营血；如见于内伤杂病中，舌色淡红而明润，为阴阳气血尚盛，病情较浅，或为疾病向愈之兆。

红舌：又称舌红，咸主热证。若舌色鲜红，舌尖有芒刺，舌面兼黄厚苔者，多属实热证，在外感病中出现多为热盛灼津，在内伤病中见之多为脏腑阳热亢盛；若舌色鲜红，舌面无苔无津液者，多属阴虚火旺；若全舌纯红而有小黑刺点者，多为脏腑热极；舌尖独红，多为心火上炎；舌边赤红，多为肝胆有热；舌红中剥，多为胃阴已伤；舌红瘦薄而干燥，多为热盛津伤。

绛舌：又为深红舌，俱主营分血分热盛。若舌绛见于外感病中，多为邪热入侵营血之证；若见于内伤杂病者，多为阴液亏损，虚火亢盛之候。大凡不论何病，舌绛而干病程短者，多为实热；舌绛而润病程长者，多为虚热；若舌绛而光嫩，多为阴液不足；舌绛光亮燥裂，多为阴液大伤；舌绛而光莹，多为胃肾阴亏已极；舌尖独绛，多为心火亢盛；舌中绛红，多为胃阴已伤；全舌红绛，多为心包热盛。

紫舌：为紫与蓝、红合成的颜色，即舌色浅红而带蓝，或浅红而带青之舌色。所以临床将浅紫、绛紫、青紫均称为紫舌。紫舌为病，有主寒证，亦有主热证。舌色淡紫，或紫黯而湿润，多为阳虚寒盛、气血运行不畅之征象；舌色绛紫，干枯少津，多为火热炽盛、营阴亏损之证；若舌绛紫肿大，多为酒精冲心；舌色青紫，或滑润而黯，多为寒凝气滞、瘀血停阻之候。舌色青紫亦可见于先天性心脏病，或药物、食物中毒等病证。

青舌：青为淡蓝之色，全舌呈均匀的青色，故称青舌或青色舌。青舌为病，有主寒证，有主瘀血证。全舌发青，多为寒邪直中肝肾、阳气衰弱，或阳郁不宣所致；舌边发青，多为内有瘀血阻滞、血行不畅所致。

（2）舌体形质 临床应注意舌体的形质如荣润、枯晦、苍老、娇嫩、胖大、瘦薄、芒刺、齿痕、裂纹等9种。

荣润舌：为舌体滋润，舌色红活鲜明，多为气血旺盛之征。此种现象为之有舌神，即使有病，预后亦良好。

枯晦舌：为舌体干枯，晦暗无光，杳无血色。多为脏腑衰败，气血津液俱伤之证。此种现象称之为舌无神，病情多险恶，预后均不良。

苍老舌：为舌质纹理粗糙灰暗，或舌体皱缩苍老干燥，多主实证，亦主寒证。若舌青而苍老，多为肝胆邪盛；舌赤而苍老，多为心与小肠邪盛；舌白而苍老，多为肺与大肠邪盛；舌黑而苍老，多为肾与膀胱邪盛；若舌苍老而干燥者，多为热邪内盛；舌苍老而湿润者，多为阳虚寒盛。

娇嫩舌：为舌体纹理细腻，色淡质嫩，多主虚证。若娇嫩而色淡白，多为气虚；娇嫩而色淡红，多为血虚；娇嫩而干燥，多为气阴两虚；娇嫩而湿润，多为阳虚寒盛。

胖大舌：为舌体胖大，轻则舌厚质肥，重则舌胖肿胀满口，多主水湿痰饮、热毒、酒毒。若舌体淡白胖大，舌面水滑，多为脾肾阳虚，津液不归正化，水饮内停；舌体淡红或淡赤胖大，舌面有黄腻苔者，多为脾肾虚弱，不能蒸化，湿热阻滞；舌体红绛肿大，多为心火上炎，热毒上壅；舌体紫赤肿大，多为邪热入血瘀毒内阻；舌体紫黯肿大而兼口唇发青，多为邪毒血瘀。

瘦薄舌：为舌体萎缩，瘦小而薄，多主素体不足，气血两亏，阴虚火旺之证。若舌体淡白瘦薄，多为气血两虚；舌体淡红或嫩红瘦薄，多为心阴或心血不足；舌体红绛瘦薄，舌干无苔，多为阴虚火旺。

点刺舌：点者，为蕈状乳头增大，数目增多，乳头充血水肿，大者称星，小者称点，色红者称红星舌或红点舌；色白者称白星舌。刺者，为蕈状乳头增大，高突，并形成尖锋，状为芒刺，摸之棘手，称之芒刺舌。两者均主火热炽盛，血分实热。若红星舌，多为温病或瘟毒入血，热毒乘心，或湿热毒内蕴血分；白星舌，多为热毒内盛，舌将糜烂之际；纯红而有小黑点，多为脏腑皆热，气血壅滞。芒刺舌，均属邪热亢盛。若舌尖有芒刺，多为心火亢盛；舌边有芒刺，多为肝胆火旺；舌中有芒刺，多为胃肠热盛；芒刺舌而兼黄燥苔者，多为气分热极；如舌绛无苔者，是热入营血。

齿痕舌：又称齿印舌，为舌体边缘有牙齿压迫的痕迹，多主脾气虚弱，水湿内盛。齿痕舌多与胖大舌并见，若舌体淡白而舌边有齿痕，多为寒湿内盛；若舌体淡红而舌边有齿痕，多为脾之气血不足；若舌红而肿胀满口，舌边有齿痕，多为内有湿热痰浊壅阻。

裂纹舌：为舌面上多少不等，深浅不一，形状各异的裂沟或皱纹，多主热盛伤津，血虚失养。裂纹或裂沟有舌苔覆盖者，或称花碎舌，多为先天性裂纹或花碎舌；亦有舌质淡红，舌面荣润，体无病态，仅有裂纹，亦属平人，为生理现象。若舌色淡白而有裂纹或裂沟者，多为血虚失养之证；裂纹舌而舌体红赤，舌面有黄厚苔者，多为脏腑实热；若舌绛无苔而面有裂纹者，多为阴虚液涸；若舌绛干燥而舌有裂纹者，多为热邪入于心肝，或阴液大伤。

（3）舌体动态　正常人的舌体运动状态，当是活动灵敏，伸卷自如，为气血充盛，经脉通调，脏腑健旺的表现。若出现舌体痿软、强硬、歪斜、颤动、吐弄、短缩、弛纵等异常舌态，多为病态。

痿软舌：为舌体软弱无力，不能随意伸缩回旋，多主气血两亏、热灼津伤。若红绛不鲜，舌体干枯痿软，多为肾阴枯竭；舌体紫绛痿软，舌形敛束，伸不过齿，多为肝肾阴液枯竭之败证。总之，舌体痿软，见于温热病中，多为热灼之证，见于久病者多为虚损之病。

强硬舌：为舌体不柔和，板硬强直，卷伸不利，不能灵活转动，多主热毒客于心包，或毒邪热盛耗津，或风痰毒邪阻络。若舌体强硬而舌质深红，兼有高热者，多为热毒入于心包，或热盛毒炽耗津；舌体强硬兼有舌胖苔厚腻者，多为痰浊内阻；舌体强硬兼见舌质淡红或青紫，并有口眼㖞斜者，多为中风或中风先兆。要而言之，舌体强硬见于外感时病中，多为热毒伤津而风动；见于内伤杂病中，多为中风入脏，或胃气将绝。

歪斜舌：多为舌体不正，伸舌时偏歪一侧，多主肝风夹痰，或痰瘀阻络。歪斜舌多与口眼㖞斜、肢体偏瘫同时出现。若舌体偏歪，舌质紫红，发病急骤者，多为肝阳上亢，肝风内动；舌体偏歪，舌质淡红，发病缓慢者，多为中风偏枯；仅见舌体㖞斜，多为中风先兆。

颤动舌：多为舌体不自主的震颤抖动，不能自止，多主气血虚弱，热极生风，或肝阳风动。若久病而舌体颤动，舌色淡白或淡红，多为气血两虚而动风；外感热病而舌体颤动，舌色深红或红绛少津者，多为热极生风；内伤杂病而舌色鲜红，舌体颤动者，多为阴虚阳亢，肝风内动。

吐弄舌：多为舌伸长于口外，不即回缩者，称为吐舌；反复舐弄口唇四周，动如蛇舐，称为弄舌。吐弄舌多主热盛动风、脾肾虚热、痫病。若舌体吐弄，兼见口舌生疮，舌红苔黄者，多为心火亢盛；舌体吐弄，兼见手足蠕动，舌红少津无苔者，多为脾肾虚衰；舌体吐弄，兼见口吐涎沫，或四肢抽搐者，多为痫病。

短缩舌：又称舌卷，多为舌体紧缩不能伸长，甚则舌体抵齿尚觉艰难，多主寒凝筋脉，或热极生风，或气血亏虚，或风邪夹痰。若舌体短缩，兼见舌色淡白，或青紫而湿润者，多为沉寒痼冷，寒凝筋脉；舌体短缩，兼见舌胖苔黏腻者，多为痰湿阻于经络；舌体短缩，兼见舌色淡白胖嫩者，多为脾肾衰败，气血亏虚；舌体短缩，舌色红绛干燥者，多为热极风动，筋脉失养。

弛纵舌：多为舌体伸长于口外，回缩困难，流涎不止，多主痰热内阻或气血亏损。若舌弛纵不收，兼见舌色深红，舌体肿满，坚敛干燥者，多为实热内结，痰火壅阻；舌弛纵不收，兼见舌体麻木不仁者，多为气血两亏，筋脉失养。

（4）舌下络脉　是指位于舌下系带两侧纵行的静脉，正常人舌下两根静脉仅隐现于舌下，脉管不粗张，其长度亦不超过舌尖至舌下肉阜五分之三，其颜色为淡紫色。舌下络脉诊察时，令患者张开口，舌体向上腭方向翘起，舌尖轻抵上腭或门齿内侧，舌体保持自然松弛，舌下脉络充分显露，仔察看络脉的长短、粗细、形态、颜色等变化。舌下络脉与心、肝、脾、肺、肾等脏腑有密切联系，心主血，肝藏血，脾统血，肺朝百脉，这四脏与血液循环有直接关联，不论全身各部凡有血液瘀滞，或痰浊内阻，脉络不利，均可舌底出现静脉粗长而张，颜色青紫，甚至出现青黑色。若舌下络脉细而短，色淡红，周围小络脉不明显，舌色和舌下黏膜仍淡者，多为气血不足。所以望舌下脉络，对瘀血、浊毒、气血不畅、营血不足等辨证有较大的意义。因此，临床常见多种慢性病，为高血压、冠心病、慢性肝病、慢性支气管炎、肺气肿等，均可见到舌底脉络、肉阜、黏膜异常现象。

2. 望舌苔　舌苔是指散布在舌体上面的一层苔垢，多由脾胃之气蒸腾胃中食物凝聚于舌面所致。正常之舌苔，薄而均匀，舌体中部和根部苔垢稍厚，干湿适中。望舌苔主要观察苔质和苔色变化。

（1）舌苔质态　是指舌苔的质地与形态。临床常见的有薄与厚、润与燥、腻与腐、剥落与光滑等改变。

薄苔与厚苔：薄苔分布稀薄，透过舌苔隐隐可见舌体者，谓之薄苔；若舌苔分布厚而稠密，不能透过舌苔看到舌体之底部者，谓之厚苔。舌苔的临床意义，主要反映邪正的盛衰。薄苔主表证，亦主平人；厚苔主里证。舌苔薄而均匀，大都为平人之舌象，为胃气充盛之故；苔薄而湿润，为表邪未解，热未伤津。苔薄在外感病中多属表证，在内伤病中多为病情轻浅。厚苔多为病邪入里，或内有痰饮食积。舌苔的薄厚变化，还可判断病情进退轻重。大抵而言，舌苔由薄转厚，为邪盛病进，或内伏之邪扰动；舌苔由厚转薄，为正胜邪退，或里蕴之邪逐渐退。

润苔与燥苔：舌苔视之较湿润，扪之有津液，谓之润苔（若舌上水分过多，伸舌欲滴，扪之滑腻，此为滑苔）；舌上苔水分甚少，望之干枯，扪之无津，谓之燥苔（若苔质干燥粗糙，称为糙苔）。润苔与燥苔的临床意义，润苔主津液未伤，亦主平人。润苔见于疾病过程中，常为表寒证、湿证初起、食滞、瘀血等（若见滑苔者，多为水湿内停、脾阳不振之候）。燥苔见于疾病过程中，常为热盛伤津，阴液亏耗，或阳虚气不化津（若属糙苔干裂者，多为热盛重伤津，或津伤已极）。舌苔润燥的转化，还可判断病情的进退，如舌苔由润变燥，为热重伤津，或津失输布；舌苔由燥转润，为热退津复，或饮邪始化。

腻苔与腐苔：苔质颗粒细腻致密，紧贴舌面，揩之不去，刮之不脱，谓之腻苔；苔质颗粒疏松，粗大而厚，形如豆腐渣，堆铺舌面，揩之可去，刮之可见舌底，谓之腐苔（若舌上铺满一层如疮脓，则称脓腐苔）。腻苔与腐苔的临床意义，腻苔主湿浊、痰饮、食积；腐苔主食积、痰浊，亦主内痈。具体分类，舌苔薄腻，或腻而不板滞者，多为食积，或脾虚湿困，气机不畅；苔腻而滑，多为痰浊，寒湿内阻，阳气被遏；苔白厚而腻，多为脾胃湿阻，气聚上泛；苔黄厚而腻，多为痰热、湿热、食滞内停。腐苔多为湿邪上泛，胃气衰弱所致（脓腐苔，多见于内痈，如肺痈、肠痈多为白腐苔；胃痈多为黄腐苔；肝痈多为灰紫腐苔）。

剥苔与光苔：舌苔剥落，大都为部分剥落，剥落处可见舌底光红无苔，谓之剥苔；舌苔大部分光滑无苔，谓之光苔。不论部分剥落或者是全部光滑无苔，多为津伤液亏，胃气衰败，胃阴干涸，气血俱伤，亦属全身虚弱的征象，无非是轻重不同而已。临床称谓常根据剥落的大小、光滑程度而定名和判断损伤轻重。如舌前半部剥脱者，称前剥苔，为肺阴不足；舌中部苔剥脱者，称中剥苔，为脾胃亏虚；舌根部苔剥脱者，称根剥苔，为肾阴亏损；舌苔多处剥脱者，称花剥苔，为多脏阴液亏虚；舌苔剥脱殆尽，舌面光滑如镜者，称镜面舌，为津液损伤，气血两亏。此外，还有禀赋性舌苔剥脱呈地图状，边缘凸起，界线清楚，剥脱部位时有转移者，称地图舌，为体质性阴虚现象。

（2）舌苔颜色 大都可分白苔、黄苔、灰黑苔三类，临床所见，既可单独出现，又可相兼夹杂。

白苔：为舌面附着白色的苔垢物，但有厚薄燥腻之分。白苔一般主表证、寒证、湿证。但正常人亦可见薄白苔。在疾病过程中出现白苔，多为风寒，或风湿，或寒湿侵犯肌表。若苔薄白而湿润，多为外感风寒，或寒湿客表，或素有寒痰宿食；如苔薄白而燥，多为风热犯表之征；舌苔厚白，多为风寒邪甚，或寒湿中停；厚白而腻，多为中阳不振，宿食停滞，湿浊内蕴；厚白而干燥，多为温热病或湿温病；苔白如积粉，扪之不燥者，称积粉苔，多为温热时病，秽浊湿邪与热毒互结；若白苔燥裂，多为邪热伤津，真阴将竭。

黄苔：有淡黄苔、深黄苔和焦黄苔之分。淡黄苔又称微黄苔，是指舌苔呈浅黄色；深黄苔又称正黄苔，是指舌苔黄而深稠，且苔质较厚；焦黄苔又称老黄苔，是指舌苔呈现黄黑色。舌苔淡黄，苔质较薄者，为风热犯表，或风寒化热入里；苔色深黄，为里热夹湿，或痰饮化热，或食积热腐；苔色焦黄，为里热伤津，燥结腑实；舌尖苔黄，为热在上焦；舌中苔黄，为热在胃肠；舌根苔黄，为热在下焦；舌边苔黄，为肝胆有热。

灰苔、黑苔：苔色浅黑，谓之灰苔；若色深灰，谓之黑苔。合称为灰黑苔，主阴寒内盛，亦主里热炽盛。灰黑苔既可见于寒湿病中，又可见于热性病中。见于寒湿病中，多由白苔转化而来，其舌苔灰黑必湿润多津；见于热性病中，多由黄苔转化而来，其舌苔灰黑必干燥无津。舌边舌尖呈白腻苔，而舌中和舌根出现灰黑苔，为阳虚寒湿内盛，或痰饮停聚；舌尖舌边黄腻苔，而舌中为灰黑苔，为湿热内蕴，日久不化；苔焦黑干燥，舌质干裂起刺，不论是外感病或是内伤病，均为热极津枯之象。

另外，舌诊范围比望舌与苔诊法要大一些，舌诊虽以望舌与苔为主，但常辅助于舌觉的问诊和扪摸揩刮之切诊等进行。①问舌诊：主要询问舌的酸、甜、苦、咸、淡不同的味觉，可以判断病因病性的寒热虚实所属和病变脏腑之所在。此外，心气通于舌，患者舌痒、舌痛、舌麻等异常舌觉，亦可以反映心所支配的经脉病变。②闻舌诊：是闻听患者所发出之声以判断是否舌之功能异常，分别病情的诊法。藏象学说认为，舌由心神所主，语言是经过思维，支配舌动而发出的。当人体患病后，心不能主舌，故语言异声，发声障碍。因而《灵枢·忧恚无言》说："舌者，音声之机也。"③切舌诊：切舌之法根据手法之不同，一般又分扪舌、揩舌、刮舌。所谓扪舌，是将手指用乙醇等消毒后，直接触摸舌面，以了解润燥滑涩和粗糙芒刺等情况。所谓揩舌，是用消毒纱布卷在食指上，蘸少许生理盐水或薄荷煎水，使其湿润，以适中力量，从舌根向舌尖连续揩拭4～5次。所谓刮舌，则是用消毒刮舌板或压舌板，以适中力量由舌根向舌尖慢慢推刮3～5次，观察刮下苔垢及舌面情况。

第二节 闻 诊

诊察疾病，必须四诊结合，缺一不可。闻诊是通过听声音和嗅气味两个方面，洞察疾病所在。听声音是指诊察患者的声音、呼吸、语言、咳嗽、呕吐、呃逆、嗳气、太息、喷嚏、呵欠、肠鸣等多种声响。嗅气味是指嗅病体和排泄物及病室的异常气味。

一、听声音

听声音，是指仔细倾听患者的言语气息的高低、强弱、清浊、缓急变化，以及脏腑病变所发出的咳嗽、呕吐等异常声响，以判断疾病的寒热虚实的诊察方法。具体分为：声音语言类、呼吸咳嗽类、呕吐呃逆类、嗳气太息类、喷嚏呵欠类、肠鸣辘辘类。

1. 声音语言类 正常语声，发声自然，声调和谐，柔和圆润，语言流畅，应答自如，言与意符，为之气充沛、气机调畅之征象。若病变声音语言则与之不同，常见有以下几种。

（1）语声重浊 简称声重，多为外感风寒或湿痰阻肺络，气失宣通，鼻窍不畅所致。

（2）声音嘶哑 语声嘶哑为之音哑；语而无声为之失音。两者若属新感时病，多系实证。当属外感风寒或风热，或痰湿壅肺，气失清肃所致，即称"金实不鸣"。若属久病不愈，多系虚证，当属阴虚火旺，肺肾两伤所成，即称"金破不鸣"。

（3）鼻中鼾声　简称鼻鼾，是指熟睡或昏迷时喉鼻发出的声响。熟睡所发出的鼾声，多因慢性鼻病或体胖睡姿不当；昏迷者鼾声不绝者，多属高热神昏或中风脑络受损之危候。

（4）呻吟不已　是患者所发出的痛苦的哼哼之声。若声高有力，多见实证，如暴病剧痛难忍，或脘腹满胀；若声低无力，多见虚证，如久病不适，肢体酸痛等。

（5）惊呼尖叫　是指突然惊慌急叫，其声尖锐。多为剧痛或惊恐所引起，可见于痫病突发，口中发出猪羊叫声，或梦魇惊叫等。

（6）谵言糊语　简称谵语，是指神志不清，语无伦次，言出声高有力，多为实证，热扰脑中天癸至神所致。

（7）郑声低微　简称郑声，是指神志不清，语言重复，时断时续，声低模糊，多为虚证，心肺大伤，精神散乱为病。

（8）独语喃喃　简称独语，是指患者自言自语，喃喃不休，见人语止，首尾不续。多属天癸至神失养，心气不足，或气郁痰结，至神被遏所引起。

（9）错语不伦　简称错语，是指语言错乱，或语无伦次，语后自知言错但不能自主改正。多属天癸至神受伤，思维错乱，致心气不足，心神失养，或痰浊瘀血内阻，心窍被遏而成。

（10）梦呓时作　简称呓语，是指睡中说梦话，语音不清，意思不明。多属天癸至神郁热内阻，致心胆胃不和，或久病体弱，至神失养，不能安于脑宅所病。

（11）狂言躁动　简称狂躁，是指精神错乱，语言糊说，多为阳证、实证，情志不遂，气郁化火，痰火互结，至神蒙蔽，心窍闭阻为病。

（12）语言謇涩　是指神志清楚，思维如常，但语言不清，吐字困难，缓慢涩滞，兼以舌强者，多因风痰阻滞脑络，常见中风先兆或中风后遗症。

（13）夺气语微　简称夺气，是指语言低微，气短不续，欲言不能复语者，多为宗气大虚、元气将脱之候。

2. 呼吸咳嗽类　闻呼吸是诊察患者的呼吸快慢，是否均匀通畅，气息强弱粗细，呼吸音的清浊等。呼吸气粗，快出快入者，属热证、实证；呼吸气微，慢出慢入者，属寒证、虚证。具体可分为：喘促、哮鸣、短气、少气、咳嗽等诸种。

（1）喘促　是指呼吸困难，短促急迫，甚则张口抬肩，鼻翼扇动，不能平卧者，其病多与肺肾有关。若发病急骤，呼吸深者，气粗声高息涌，胸中胀满，唯以呼出为快者为实喘，多系风寒袭肺或痰热壅肺所致；虚喘病势缓慢时轻时重，喘声低微，呼吸短促难续，得一长息为快，动则喘剧，此属肺肾亏损，气失摄纳为病。

（2）哮鸣　是指呼吸急促似喘，喉中哮鸣音响者。多系新邪引动宿痰，或因久居寒湿之地，或过食酸咸生冷之物诱发。喘促以气息急迫，呼吸困难为主；哮鸣以喉间哮声主称。但两者有异亦有联系，故而"喘不兼哮，哮必兼喘"。

（3）短气　是指呼吸气急短促，数而不能接续，似喘而不抬肩，呼吸虽急而无痰声者。虚证短气，常兼形体瘦弱，神疲乏力，声低息微等，多因元气大虚所致；实证短气，常兼呼吸声粗，或胸膺窒闷，或胸腹胀满等，多因痰饮、胃肠积滞、气阻瘀滞所致。

（4）少气　是指呼吸微弱而声低，气少不足以息，言语音低无力等，多因内伤体虚、肺肾两亏所致。

（5）咳嗽　有声无痰谓之咳，有痰无声谓之嗽，有痰有声则为咳嗽。本症多因外感犯肺，或内伤损肺，使肺气失于肃降，或肺中气阴受伤所致。闻诊咳嗽除咳声、痰之气味外，还要观痰色、痰量、痰质、咳嗽时间等，要进行具体分析，分别对待。一般咳声重浊沉闷，多为寒痰湿浊停聚，肺失肃降为病，多属实证；咳声轻清低微，多为肺气虚损，失于宣降为病，多属虚证。咳声不扬，痰稠而黄，不易咳出，多为热邪犯肺，津液被灼；咳有痰声，痰多易咳，多为湿痰阻肺，阴寒偏甚；干咳无痰，不易咳出，多为燥邪犯肺，或阴虚肺燥；咳声短促，或咳时阵作，发时连续不断，咳声终止时常作鹭鸶叫声，则称顿咳，又称百日咳，多因风邪与痰热抟结，阻遏气道所致。咳声如犬吠，兼有语声嘶哑，吸气困难，多为肺肾阴虚，时毒攻喉所致，多见于白喉。

3.呕吐呃逆类　是患者从胃中上涌的食物或稠腻痰涎，以及从胃之气上逆，至咽部发出的声响。主要可分两种。

（1）呕吐　有物无声为之吐，有声无物为之呕，有物有声为之呕吐。三者皆为胃气上逆所致。同时还可根据呕吐的声响、吐势、呕吐物的性状、气味及兼症来判断寒热虚实。各吐势徐缓，声音低弱，吐出物清稀，多为虚寒证；吐势较猛，声音壮厉，吐出物黏痰黄水，或酸腐苦味物，多为实热证；呕吐物呈喷射状者，多属热扰至神。此外，暴病呕吐多实证，久病呕吐多虚证。吐泻并作，多属霍乱或类霍乱；朝食暮吐或暮食朝吐，多属反胃，为脾阳虚寒；食入即吐，多为胃中邪热；口干欲饮，饮后即吐者，多属水逆，为水湿中停不化，气机郁滞。

（2）呃逆 胃中有气上逆至咽部，发出声短而频的冲击声，呃呃作响，即是呃逆。若呃声频作，其声高亢，短而有力，多属实证、热证；呃声低沉，声弱无力，多属虚证、寒证；新病呃逆，其声有力，多为寒邪或热邪客于胃腑；久病、重病呃逆不止，声低气怯无力者，多属胃气衰败之候。

4. 嗳气太息类 嗳气，古称噫气，是胃中气体上出于咽喉所发出的声音，声长而缓，属于胃气失和而上逆所致。太息，是指情绪抑郁，胸闷不舒时，所发出的长吁或短叹声。

（1）嗳气 临床诊察嗳气，主要听嗳声、嗅气味，通过声、气不同，可以辨别虚实寒热。若嗳气酸腐而兼脘腹胀满者，多为宿食停滞之实证、热证；嗳声频作而响亮，嗳后脘腹胀减，并随情志变化而增减者，多为肝气犯胃之实证或热证；嗳气低沉断续，兼见纳差食少者，多为胃虚气逆之虚证或寒证；嗳气频作，兼有脘腹冷痛者，多为寒邪客胃之寒证或实证；嗳气时作，兼或吞酸或泛酸者，多为胃热气滞之热证或实证。

（2）太息 主要病变为情志不遂，肝气郁结为患。亦有心肺气虚，胸闷心悸，而太息后自觉胸闷憋气缓解。前者为肝郁气滞为病，后者为心气不足所致。

5. 喷嚏呵欠类 喷嚏多为肺气上冲于鼻，突然发出的声响。呵欠多为突然或频频张口的深舒气，微有声响的一种症状。

（1）喷嚏 突然喷嚏发作，兼有恶寒头痛，鼻流清涕者，多为风寒外袭肺卫；喷嚏响亮，兼有恶风身热，鼻流黄涕，多为风热袭肺；若鼻痒喷嚏，鼻流清涕，反复时作者，为肺表失固，病属鼻鼽；鼻塞喷嚏，鼻流黄涕，反复不愈者，为肺热郁结，病属鼻渊。若久病阳虚，忽然喷嚏，则属阳气回复，为病势好转趋向。

（2）呵欠 频频呵欠连续者，兼有神困乏力，多为肺脾气虚，清阳失升；若呵欠频作，畏寒胆怯，甚至悲伤欲哭者，多为脑中天癸至神不调，肺肾不足，阳气亏弱所致。

二、嗅气味

嗅气味，是指通过嗅觉辨别与疾病相关的病室、病体、分泌物、排泄物等的异常气味。如气味酸腐臭秽者，多属实热证；气味腥臭者，多为实寒证。

1. 病体气味

（1）口气　是指口中散发出来的异常气味。口中散发臭气者，通称口臭，多与口腔不洁、龋齿、消化不良有关。如口出酸臭气，多为胃肠积滞；口出臭秽气，多为胃中郁热；口气腐臭或兼吐脓血者，多为内有溃腐脓疡；口气臭秽难闻者，多为牙龈腐烂，病属牙疳。

（2）汗气　是指汗液所发出来的气味。如汗出腥膻，多为风湿热邪内蕴，久蒸津液所致；汗出臭秽，可见于瘟疫或暑热火毒炽盛之证；腋下随汗散发阵阵臊臭味者，多为湿热内蒸为病。

（3）痰涕之气　若咳吐浊痰脓血，腥臭异常，多为肺痈；咳痰黄稠而腥者，多为肺热内壅；咳吐痰涎清稀而味咸者，多为肺内寒阻；鼻流浊涕腥秽如鱼脑者，多为郁热阻于肺鼻；鼻流清涕无气味者，多为风寒外感为患。

（4）二便之气　大便酸臭难闻者，多为大肠郁热；大便溏薄而腥者，多为脾胃虚寒；大便泄泻臭如败卵，矢气酸臭，多属宿食停滞；小便黄赤混浊，有臊臭气者，多为膀胱湿热；小便味甜且有苹果样气味者，多为消渴病。

（5）呕吐物之气　呕吐物清稀无臭味者，多为胃中寒邪；呕吐物酸臭秽浊者，多为胃中邪热；呕吐物酸腐夹有未消化食物者，多属胃中食积；呕吐无酸腐味者，多为胃气上逆；呕吐物腥臭夹有脓血者，多为内有痈疡或溃疡。

2. 病室气味　多由病体和排出物所散发出来。气味从病体发展到充斥病室，说明病情较严重。病室臭气熏人，多为瘟疫急病；若室内充有血腥气，多为出血病症；室内散有腐臭气，多为疮疡溃烂之症；室内有尸臭者，多为病者脏腑衰败；室内有尿臊气（氨气味），多见于水肿病晚期；室内有烂苹果气味（酮体气味），多为消渴病晚期。

第三节　问　诊

　　问诊的目的在于充分收集其他三诊无法取得的病情资料。如疾病的发生、发展、变化过程及治疗经过，以及患者的自觉症状、既往病史、生活习惯、饮食嗜好等，只有通过问诊才能获得。所以，历代医家将问诊视为诊断疾病必不可少的重要环节。

一、重点方法

　　问诊时要做到及时、恰当、准确、简要而无遗漏，并且抓准主症仔细询问，问与主症相关的伴随证候，从整理出发问全身其他情况，边问边辨进行问辨结合等。若是病重意识不清而不能叙述者，可向知情人或陪诊人询问。待患者能陈述时，应及时加以核实或补充，以使资料准确可靠。

　　问诊时应重视患者的主诉，要善于围绕主诉深入询问。既要重视主症，又要了解一般兼症，以免遗漏病情。同时，对危急患者应扼要地重点询问，不必面面俱到，以便迅速投入抢救，等病情缓解后，再进行详细全面询问。

二、主要内容

问诊内容可包括一般情况、主诉、现病史、既往史、个人生活史、家族史等。

1. 一般情况 大概可包括姓名、性别、年龄、婚否、民族、职业、工作单位、现住地址等。询问这些情况的意义，既可便于与患者或家属联系，做好随访观察，又可获得与疾病有关的资料。如年龄、性别、职业、籍贯等不同，各有不同的多发病，如水痘、麻疹、顿咳多见于小儿，胸痹、中风、癌症多见中老年等。还有职业不同，工作环境差异，如长期从事水中作业者易患风湿病；硅肺、汞中毒、铅中毒等与职业有关。某些地区因水土关系易患瘿瘤病；疟疾在岭南等地发病率较高；蛊虫病（血吸虫病）多见于长江中下游一带等。

2. 主诉 是患者就诊时最痛苦的症状或体征及持续时间。根据主诉可初步判断疾病的范畴与类别，病势的轻重缓急。医者要善于抓准主诉，将主诉中所述之症状或体征的部位、性质、程度、时间等询问清楚，不能笼统含糊，以便做出正确的诊断。

3. 现病史 是指从起病到此次就诊时病情的发生、发展和变化，以及治疗的经过。现病史应从发病情况、病变过程、诊治经过等三个方面进行询问。发病情况，主要包括发病时间新久、发病原因或诱因，最初的症状及其性质、部位等；病变过程，主要了解病变发展情况，各阶段出现症状的时间、性质、程度有何变化，变化有无规律等；诊治经过，主要了解既往诊断和治疗情况，对当前诊断与治疗有重要参考价值。

4.既往史　又称过去病史。主要包括患者平素健康状况，以及过去曾患疾病的情况。既往史重点是既往健康和既往患病。平素健康，体质壮实，现患病多见实证；既往多病缠身，现患病多见虚证。同时询问有无药物或其他物品过敏史。

此外，还需询问个人生活史，包括生活经历、精神情志、饮食起居、婚姻生育及家族史等。

第四节　脉　诊

脉诊亦属切诊范畴。切诊包括脉诊和按诊。按诊主要为触、摸、按、叩四法。

脉诊是医者用手指切按患者动脉，根据脉动应指的形象，以了解病情，辨别病证的诊察方法。脉诊历史悠久，相传公元前5世纪，名医扁鹊擅长候脉诊病。《黄帝内经》记载了"三部九候"等脉法；《难经》倡导"独取寸口"候脉言病。东汉张仲景创立了"平脉辨证"的原则。西晋王叔和著《脉经》，确立了二十四脉，是我国现存最早的脉学专著。后李时珍的《濒湖脉学》载二十七脉，李士材的《诊家正眼》增至脉象二十八种。

学习脉诊既要熟悉脉学基本理论，又要掌握切脉基本技能，反复训练，仔细体会，才能识别各种脉象，并有效地运用于临床。

一、脉象形成的原理

脉象是脉动应指的形象。脉象的产生与心脏的搏动、心气的盛衰、脉道的通利和气血盈亏直接有关。所以，脉象能反映全身脏腑功能、气血、阴阳的综合信息。

1. 心与脉是构成脉象的主要脏器　心脏搏动是生命活动的标志，亦是形成脉象的动力。心气和心血是心脏生理活动的物质基础，心阴和心阳为心脏的功能状态。如心阳可使心搏加强，心率加速，气血运行加快；心阴可使心搏减弱，出现心率减慢等状态。因此，脉为血之府，不仅是运行气血的必要通道，尚能约束和推动血流顺从脉道运行的作用，是气血周流不息、正常循行的重要条件。

2. 气与血是形成脉象的物质基础　气与血是构成人体组织和维持生命活动的基本物质。气属阳主动，血液的运行全赖于气的推动，脉中之营阴，有赖于气的固摄，心搏的强弱和节律亦赖气调节。若气血不足，则脉象细弱或虚豁无力；气滞或血瘀，则脉象多为细涩；气盛血流薄疾，则脉多洪大滑数；气虚下陷，则脉沉细等。

3. 脉象与其他脏腑的关系　脉象的形成，除心主血脉外，还与整体脏腑功能活动有着密切关系。如肺主气，司呼吸。肺对脉的影响，首先体现在肺与心，以及气与血的功能联系上。

由于气对血有运行、统摄、调节等作用。所以肺的呼吸运动是主宰脉动的重要因素。另一方面，"肺朝百脉"，将肺气与血脉的功能紧密联系。肺气对脉率、脉形都有影响。

脾胃运化水谷精微，为气血生化之源，后天之本，脾又为统血之脏。气血的盛衰和水谷精微的多寡可表现为脉之"胃气"的多少，故有"脉以胃气为本"之说。

肝藏血，有储藏血液、调节血量的作用。肝之疏泄，可使气血调畅，经脉通利。若肝之疏泄功能失常，就可影响气血的正常运动，从而引起脉象的变化。

肾藏精，为元气之根，是脏腑功能的动力源泉，亦是全身阴阳的根本，故肾气充盛则脉搏重按不绝，尺脉有力，是谓有"根"。

二、诊脉种类及部位

1. 寸口诊法 寸口，又称气口或脉口。寸口诊法是指单独切按桡骨茎突内侧的一段桡动脉的搏动形象，以推测人体生理、病理状况的一种诊察方法。诊脉独取寸口，因寸口脉位于手太阴肺经的原穴部位，是脉之大会。手太阴肺经起于中焦，所以寸口脉有利于观察胃气的强弱；其二，脏腑气血皆通过百脉朝会于肺，因此脏腑的变化最能反映于寸口脉象。

寸口脉分为寸、关、尺三部。腕后高骨（桡骨茎突）内侧的部位为关，关前为寸，关后为尺。此处解剖位置比较浅表，毗邻组织比较分明。诊脉方便，易于辨识，故为诊脉的理想之处，目前临床诊脉基本取此部位。

2. 三部九候诊法 《素问》三部九候诊法，又称遍诊法，是遍诊上、中、下三部有关的动脉。上为头部，中为手部，下为足部。在上、中、下三部又各分为天、地、人三候，三三合而为九，故称为三部九候诊法。

3. 人迎寸口诊法 是对人迎和寸口脉象互相参照，进行分析的一种脉诊法，它比遍诊法简单。

4. 仲景三部诊法 张仲景在《伤寒杂病论》中常用寸口、趺阳、太溪三部诊法。其中以寸口脉候脏腑病变，趺阳脉候胃气，太溪脉候肾气，现在这种方法多在寸口无脉搏或诊察危重患者时运用。

三、基本脉象与临床意义

1. 浮脉（浅脉） 轻按即得，重按反减。病主表证，亦可见于虚阳外越证，但浮而无根。浮而有力为实证，无力为虚证。浮而数者为表热，缓者为表寒。此外，寸口脉部位浅表，若夏热秋燥时，阳气升浮，亦可出现浮脉，则不属于病脉。

2. 沉脉（深脉） 轻取不应，重按始得。病主里证，但有实有虚，沉而有力为实证，沉而无力为虚；沉而数者为里热，沉而迟者为里寒。此外，两手六脉均沉细，但无病候，称为六阴脉，亦属于无病之脉。

3. 迟脉（慢脉） 脉来缓慢，一息脉动 3 ~ 4 至。病主寒证，亦可见于邪热结聚之里实证。迟而有力为寒实证，迟而无力为虚寒证。此外，运动员或锻炼有素之人，在静息状态下脉来迟而和缓，或正常人入睡后，脉率亦可见迟，均属于生理性迟脉。

4. 数脉（快脉） 脉来急数，一息脉动 5～6 至。病主热证，亦可见虚证。脉数有力，为实热；脉数无力，为气虚；脉象细数，为阴虚；脉象浮大虚数，按之空豁，为虚阳浮越。

5. 虚脉（无力脉） 举止无力，按之空豁，应指松软，故为一切无力脉的习称。虚脉以指感势力虚弱为特点。临床可分两类：宽大无力类，如芤脉、散脉；细小无力类，如濡脉、弱脉、微脉。病主皆虚证。气虚则脉道松弛，按之空豁；血虚则脉细无力；阳虚则迟而无力；阴虚则数而无力。

6. 实脉（硬脉） 脉来亢盛有力，其势来盛去亦盛，应指幅幅，举按皆然，故为一切有力脉的总称。病主实证。实热证多见脉实而浮数；寒实证多见于脉实而偏沉迟。实脉见于正常人，必兼和缓之脉象；若两手六部脉均实大，但无病候者，称为六阳脉，亦属常人之象。

7. 洪脉（大脉） 脉形宽大，来盛去衰，来大去长，应指浮大而有力。病主热甚。洪大有力，多由邪热亢盛所致；若浮取洪大，而沉取无根，或见躁动者，此为阴精耗竭，孤阳将欲外越之兆。

8. 细脉（小脉） 脉细如线，应指明显，指感为脉道狭小，按之不微不绝。病主气血两虚，诸虚劳损之证。又主寒邪痛甚或湿邪为病。

9. 滑脉（流利脉） 往来流利，如盘走珠，应指圆滑，且有回旋前进之感。病主痰饮、食滞、实热之证。滑而和缓，为平人常脉，多见于青壮年；育龄妇女脉滑而停经，应考虑妊娠。

10. 涩脉（艰难脉） 形细而行迟，往来艰涩不畅，脉率与脉力不匀，应指轻刀刮竹。病主精伤血少、痰饮内停、气滞血瘀等证。若精血衰少，津液耗伤，其脉涩而无力；痰食胶固，血瘀气滞，则脉涩而有力。

11. 弦脉（劲脉） 端直以长，如按琴弦，应指有挺直和劲急之感。常人脉弦则"轻虚以滑，端直以长"；病情轻者，"如按琴弦"；病情重者，"如张弓弦"；若脉象"如循刀刃"，且有锐利坚韧的指感者，为无胃气的真脏脉。多主肝胆病、痛证、痰饮等。阴寒为病，脉多弦紧；阳热所伤，脉多弦数；痰饮内停，脉多弦滑；中气不足，肝木乘脾土，则脉来弦缓无力；肝病及肾，则脉来弦细。

12. 紧脉（急脉或绷脉） 脉来紧急，如牵绳转索，脉感较弦象更加绷急。病主风寒搏结的实寒证，以及痛症和宿食内阻等。

13. 缓脉（和脉） 舒缓均匀，一息4至。脉来和缓多见于常人，为脉有胃气的表现，多属生理脉象。若脉来缓急者，多主湿证；脉势纵缓无力者，多由脾虚气血不足所致。

14. 长脉（远脉） 脉动应指长度超过寸、关、尺三部，脉体较长。病主阳证、实证、热证。脉长而洪数，为阳毒热盛；

脉长而洪大，为热深、狂病；脉长而弦，为肝气上逆，气从火化。此外，长脉见于常人，为气血旺盛；老年人两尺脉长而滑实者，多为长寿。

15. 短脉（近脉） 脉动应指不及三部，只现寸或关部，尺脉常不显露。病主气证。若短而有力为气郁；短而无力为气弱。

16. 微脉（隐约脉） 脉形极细极软，按之若有若无。病主阴阳气血诸虚。如微脉见之久病，为正气将绝之候；见之于新病，多为阳气暴脱之证。

17. 弱脉（沉软脉） 脉形极软而沉细。病主阳气虚衰或气血俱弱之证。

18. 散脉（无根脉） 脉形浮大无根，应指散漫，重按消失，兼或节律不齐或脉力不匀。病主元气耗散，脏腑精气将绝之征象。

19. 濡脉（浮软脉） 脉形浮而细软，应指少力。病主诸虚或湿困。临床多见于崩中漏下，虚劳失精，内伤泻泄，自汗喘息等病证。湿困脾胃，阻遏阳气，亦可见濡脉。

20. 芤脉（葱管脉） 脉形浮大中空，按之如葱管，应指浮大而软，上下或两边实，而中间空。病主血崩、大吐血、外伤性大出血，以及大吐、大泻等。

21. 革脉（鼓皮脉） 脉浮搏弦，中空外坚如按鼓皮。病主亡血、失精、半产、漏下等。

22. 牢脉（沉实脉） 脉形沉而实又弦长，轻取中取皆不应，沉取始得，坚着不移。病主阴寒内盛，疝气癥瘕之实证。

23. 伏脉（着骨脉） 脉动部位较深，重按着骨始得，甚至伏而不现。病主邪闭、厥证、剧痛。若暴病脉伏者，多为阴盛阳衰，或厥脱病证的先兆；久病脉伏者，多为气血亏损，阴枯阳竭。

24. 动脉（短快脉） 脉动见于关部，并有滑、数、短三脉互参。病主惊恐、疼痛等。

25. 促脉（速歇脉） 脉率较速，兼有不规则歇止。病主阳盛实热，其脉促有力；如脏气衰败，阴液亏耗，其脉促必无力。

26. 结脉（慢歇脉） 脉率缓慢，且有歇止，以脉率慢、节律不齐为特征。病主阴盛气结。多由气滞、血瘀、痰阻、食积及寒阻经络，致心阳被抑为病。经脉阻滞者，脉结而有力；气血虚少者，脉结而无力。

27. 代脉（慢规律歇脉） 脉动规律且有歇止，间隔较长。病主脏气衰弱。若心痹疼痛、跌打损伤或七情过极等见代脉，则代脉应指有力。

此外，在临床中，结、代脉有时同时并见，即脉来歇止，有时有规律，有时无规律，多见于心脏器质性病变。

28. 疾脉（特快脉） 脉动快速，一息 7 至以上。病主阳亢无制，真阴垂绝之候。若脉疾而无力，为阳气将绝之证。

〔附〕按 诊

一、按诊概说

按诊与脉诊，合而为切诊。按诊是医者直接触摸患者某些部位，了解局部冷热、润燥、软硬、压痛、肿瘤等异常变化，从而推断疾病的部位、性质和病情轻重等情况的一种诊察方法。

按诊的手法主要是触、摸、按、叩四法。触法，是手指或手掌轻轻接触局部皮肤，以了解肌肤的凉热、润燥等情况，以辨病之外感或内伤。摸法，是以手指稍用力寻抚局部，如胸腹腧穴、肿胀部位等，探明有无疼痛及肿物，以分辨病位及性质。按法，是以用重手按压或推寻局部，以了解深部有无肿块，以及肿块的形态、质地、大小、活动程度等，辨别虚实良恶。以上三法的区别主要在于指力轻重不同。触法轻用力诊察皮肤，摸法稍用力达于肌层，按法重用指力诊筋骨或腹腔深部。临床操作时可综合运用。一般先触摸，后按压，由浅而深，先近后远，先上后下地进行诊察。

叩法，即叩击法，是以医者手指叩击患者身体某部，使之震动产生叩击音、波动感或震动感，以确定病变性质和程度。叩击法有直接叩击法和间接叩击法两种。直接叩击法即医者用手指直接叩击体表部位；间接叩击法即医者用左手掌平贴在体表，右手握成空拳叩击左手背，边叩边询问患者叩击部位的感觉，以测病变部位和程度。

二、按诊范围

按诊的运用十分广泛，临床常用的有按胸胁、按脘腹、按肌肤、按手足等。

1. 按胸胁　胸胁即前胸和侧胸。前胸即缺盆（锁骨上窝）至横膈以上。侧胸又称胁部，即胸部两侧。胸内藏心肺，胁内居肝胆。所以胸胁按诊除排除局部肌肤、骨骼之病外，主要是诊察心、肺、肝胆等脏腑病变。按胸部可了解心、肺及虚里病变的情况。前胸高起，按之气喘，为肺胀；叩之膨膨然，其音清者，可见于气胸；若按之胸痛，叩之实音者，常为饮停胸膈。

虚里位于左乳下第四、五肋间，即心尖搏动处，为诸脉之宗。正常情况下，虚里搏动不显著，仅按之应手，动而不紧，缓而不息，为心气充盛，宗气积于胸中的正常征象。若虚里按之其动微弱者为不及，是宗气内虚之征；如动而应衣为太过，是宗气外泄之象；按之弹手，洪大而搏，或绝而不应者，为心气衰绝；若胸高而喘，虚里搏动散漫而数者，为心肺气绝之证；虚里动高，聚而不散者为热甚，多见外感热病。

按胁部，肝胆位于右胁内，其经脉分布于两胁，故按胁部主要是了解肝胆病变。如胁痛喜按，多为肝虚；胁下肿块，刺痛拒按，多为瘀血；右胁下肿块，按之表面凹凸不平，应注意排除肝癌；右胁胀痛，摸之热感，手不可按者，可能为肝痈；右胁下绞痛难忍者，多为胆石症；疟后左胁下触及痞块，按之硬者，多为疟母。

2. 按脘腹 脘腹即胃脘和腹部。按脘部主要诊察胃腑病证。若胃脘痞满，按之较硬而疼痛者为实证，多由实邪聚结所致；按之濡软而无疼痛者属虚证，多因胃腑纳腐功能虚弱所致；胃脘按之有形而胀痛，推之辘辘有声者，为胃中水饮内停。

按腹部，主要诊察肝、脾、小肠、大肠、膀胱、胞宫及其附件组织的病证。若按之腹部肌肤凉而喜温者，多属寒证；按之腹部肌肤灼热而喜凉者，多属热证；腹痛而喜按者，多为虚证；腹痛而拒按者，多属实证。凡腹部有肿块者，必须分清部位、形态、大小、硬度、有无压痛和能否移动等情况。若肿块推之不移，痛有定处者为积，病在血分；痛无定处，按之无形，聚散不定者为聚，病在气分；左少腹作痛，按之累累有硬块者，多为肠中有宿粪；右少腹作痛拒按，按之有包块应手者，多见于肠痈；若腹中结块按之起伏聚散，往来不定或按之形如筋状，久按转移不定，多为虫积。

3. 按肌肤 是指医者触摸某些部位的皮肤，诊察肌肤的寒热、润燥、滑涩、疼痛、肿胀、疮疡等，从而分析疾病的寒热虚实及气血阴阳的盛衰。如诊寒热，肌肤寒冷者，为阳气衰少；肌肤寒冷而大汗淋漓，面色苍白，脉微欲绝者，为亡阳重证；肌肤灼热，体温升高者，为阳盛实热证；若汗出如油，四肢肌肤尚温而脉躁疾者，为亡阴之证；身灼热而肢厥者，为阳热壅盛，格阴于外所致，属真热假寒证。诊润燥滑涩，皮肤干燥者，为尚未出汗；皮肤干瘪者，为津液不足；皮肤湿润者，为已出汗；肌肤滑润者，为气血充盛；肌肤枯涩者，为气血不足；肌肤甲错者，多为血虚失荣或瘀血阻滞。诊疼痛，肌肤濡软，按之痛减者，多为虚证；按之硬痛拒按者，多为实证；轻按即痛者，为病在浅表；重按方痛者，为病在深部。诊肿胀，按肌肤辨水肿与气肿。按之凹陷，不能即起者，多为水肿；按之凹陷，举手即起者，多为气肿。诊疮疡，凡疮疡按之肿硬而不热，根盘平塌漫肿者，多属阴证；红肿灼手，根盘紧束者，多属阳证；按之硬而热不甚者，为无脓；按之边硬顶软而热甚者，为有脓。

4. 按手足 凡手足俱冷者，多为阳虚寒盛之证；手足俱热者，多为阳盛热炽之证。但有时阳热太盛，反致阳气闭结于内，为热深厥亦深的表现。凡热证见手足热者，属顺候；热证反见手足厥冷者，属逆候。诊手足时，还可比较对照诊法。如手足心与手足背对照，若手足背热甚者，多为外感发热；手足心热甚者，多为内伤发热。此外，手心热与额上热比较，额上热甚于手心热者，为表热；手心热甚于额上者，为里热。又如阳虚证，四肢犹温者，为阳气尚存，病虽重还可治疗；若四肢逆冷者，预后多不良。

必要时还可结合现代医学检查验证，以明确诊断。此亦十分必要，不可古执，善于借鉴，虽属权宜之计，但可拓展思路，多方救治患者。

第三章 发病原由

中医内科学的发病原由，大都可包括发病原因、发病原理、发病机理三个方面。这三者又是相互联系，相互作用，才能发生疾病。

第一节 病 因

病因，又称发病原因，或称致病因素。病因即属病邪，病邪侵犯人体后，就能产生疾病。病邪随着四季不同的气候，尤其反常变化，当寒不寒，当热不热，影响人体的正常生理活动，疾病则以证候形式表现于临床。但病邪不止一种，其种类众多，还有原始病邪和继发病邪。所以首先必须弄清何类何种病邪，即所谓审证求因，亦就是通过临床证候分析，明白其发病原因；再者从已知发病原因，分析病因（即病邪）的性质，从而以不同性质的病因进行辨证。导致内科疾病的发生原因，虽然众多，但归纳起来，不越于六淫、七情、饮食、劳逸等，但它们之间又各有不同的性质和致病特点，以及致病后可导致不同的临床证候表现。

一、六淫

六淫，即风、寒、暑、湿、燥、火六种外感病邪的统称。在正常气候情况下，称为"六气"，是自然界六种不同的气候变化。"六气"是万物生长的条件，对于人体是无伤害的。故《素问·宝命全形论》说："人以天地之气生，四时之法成。"亦就是说，人是依靠天地间的大气和水谷之气而生存，并循四时生长收藏的规律而成长发育。若气候发生急剧变化，或人体抵抗力下降时，机体不能及时应变，六气就成病邪的"六淫"，侵袭人体而发病。六淫之邪大都从肌表或口鼻而入，所以六淫是外感疾病的致病因素。此外，临床上还有某些并非由体外侵入，而是由于脏腑功能活动失调所产生的化风、化寒、化湿、化燥、化火等病理反应，其临床表现虽与风、寒、湿、燥、火等六淫致病特点和证候相类似，但不属于外感致病因素范围，而是属于"内生五气"的病理变化，为区别于外感六淫，故又称为"内生五邪"，即内风、内寒、内湿、内燥、内火（内热）等。

1. 风邪 风为春季主气，但四季皆有风，故风邪引起的疾病以春季为多，但不限于春季，其他季节亦均可发生，所以风邪为外感病的重要致病因素。

（1）风为阳邪，善开泄 风邪轻扬升发，有向上、向外的特性，故易伤人的上部，又善侵犯肌表。所以，凡是起于头面、肌表、上部的病证，均属于风邪所致。故《素问·太阴阳明论》说："伤于风者，上先受之。"肺为五脏之华盖，伤于肺则肺气不宣，因而多见鼻塞流涕，咽痒咳嗽。风阳上扰清窍，则头昏头痛，或目赤涩痛。风邪犯表，则营卫失和，腠理开泄，症见汗出、恶风、发热，或身痒等。

（2）风邪为百病之长　风邪四时皆可致病，常为外感病的先导，凡寒、湿、燥、火等邪，往往都附于风而侵犯人体。故临床上风邪为病颇多。如兼寒者为风寒，兼湿者为风湿，兼燥者为风燥，兼火者为风火。故《素问·风论》说："风者，百病之长也。"

（3）风性善行而数变　善行，是指风善于流动，性动不定；数变，是指风起止迅速，变化较快。即风邪致病常可表现为病位游走不定，变幻无常，如行痹、风疹等，或痛无定处，或瘙痒此伏彼起。故《素问·风论》所说"风者，善行而数变"，是高度概括了风邪为病的这一特性。

（4）风性善动摇振掉　因风邪善动不定，故凡表现为四肢抽搐、角弓反张、直视上吊等症状，亦归属于邪热内盛，致肝风内动，如"流脑""乙脑"等。此外，痫病、破伤风亦属内有风邪。

2.寒邪　寒虽为冬季主气，但亦包括其他季节气温骤降，人体防寒保暖不够及时，则常易感受寒邪。寒为阴邪，易伤人之阳气，具有寒冷、冰冻、凝结的特征。寒邪致病的表现与此雷同。

（1）寒为阴邪，易伤阳气　寒邪由外侵入，其病有二端，一为寒伤肌表，卫阳被遏，则为之伤寒；二为寒邪直中脏腑，则为吐泻冷痢。

（2）寒性凝滞　凝滞者，为凝结阻滞、闭塞不通之意。寒邪损阳，阳伤气阻，不通则痛，如胃痛、腹痛等。其痛较剧，得暖减轻，遇冷加重。

（3）寒主收引　收引者，即收缩、牵引之意。寒邪侵袭人体，则腠理、经络、筋脉收缩而挛急。若寒邪侵入肌表，可使毛窍收缩，腠理闭塞，可见恶寒、无汗等症，为风寒感冒；若寒邪侵及经络关节，可使筋脉拘急挛急，而出现屈伸不伸，为痹证中的痛痹等。

（4）寒性清澈　《素问·至真要大论》说："诸病水液，澄澈清冷，皆属于寒。"若排泄物清稀如水者，皆属于寒邪所致。如感冒初起，鼻流清涕，则属于风寒为病；兼见咳痰稀薄者，多为寒邪犯肺；又如呕泛清水冷涎，多属胃受寒邪等。

3. 暑邪　暑为夏季的主气，乃火热所化。暑邪致病有明显的季节性，主要发生在夏至以后，立秋以前。所以《素问·热论》说："先夏至日者为病温，后夏至日者为病暑。"暑天既炎热，气候又潮湿，故暑邪有特定的时间性，并兼升散又夹湿，碍气机。

（1）暑为阳邪，其性炎热　暑为火热，当属阳邪，故暑邪侵袭，可致人体阳热亢盛。若热迫津液外泄，则大汗淋漓；阳热鼓动，气血沸涌，则脉象洪大；气血上涌，则面红耳赤；热扰心神，则心烦闷乱。如中暑、暑温均可见此类证候。

（2）暑性升散，易伤津气　暑性阳热，易于升散，故暑邪伤人，可致腠理开泄而多汗，汗出过多则伤津，津液耗伤则气虚。临床可见津伤者，汗出频作，口渴引饮，口唇干燥，小便短赤；气虚者，气短乏力，少言神困。

（3）暑多夹湿，累及气机　暑天气候炎热，溽湿熏蒸，所以暑邪致病，除阳热之外，常夹湿碍气。暑湿困脾，运化失权，故可见纳呆、呕恶、便溏、溲少；湿阻清阳，则胸闷、肢倦、苔腻、脉濡；暑湿内闭气机，则闷乱神昏、身热肢冷。

4. 湿邪　湿为长夏的主气。夏秋之交，阳热下降，水气上腾，潮湿充斥，所以为一年之中湿气最盛的季节。湿邪有潮湿、黏滞、重浊、固着等特性，故人体感受湿邪后，可出现胸闷不舒、困倦乏力等症。

（1）湿性重浊　重者，即沉重或重着之意；浊者，即秽浊污垢之义。合而是指湿邪俱有重着污垢，侵袭人体后，可出现头重如裹、遍体困重、四肢酸倦、大便溏泻、小便浑浊等。

（2）湿为阴邪，易伤阳气　湿性重浊，其象类水，故属阴邪。湿邪侵入人体后，脏腑气机阻滞，升降失常，可出现胸闷脘痞、小便短涩、大便不爽。若阳气受伤，运化无权，水湿停聚，可见水肿、泄泻、尿少。故《素问·六元正纪大论》说："湿胜则濡泄，甚则水闭胕肿。"

（3）湿性黏滞　湿邪之性黏腻而固着，故其致病则胶着缠绵，病变发展缓慢，病程较长，或反复发作，所以临床症状可见黏腻不爽之排出物和分泌物，疾病多见缠绵难愈之湿痹、湿疹、湿温等病。

（4）湿性趋下，常袭阴位　湿邪善走下半身，所致病变亦以下半身为多，其病多见下肢水肿、淋浊带下、泄泻痢疾等。故《素问·太阴阳明论》说："伤于湿者，下先受之。"

5. 燥邪　燥为秋季主气。以其天气不断敛肃，空气中缺少水分的濡润，因而出现秋凉而劲急干燥之气候。燥邪外感发病，多从口鼻而入，侵犯肺卫。燥邪为病又有温燥与凉燥之分：初秋有夏热之余气，燥与温热相合而侵犯人体，则多见温燥之病证；深秋又有近冬之寒气，燥与寒邪相合而侵犯人体，所以有时亦见凉燥病证。

（1）燥性干涩　燥邪为干涩之病邪，故而外感燥邪后最易耗伤人体之津液，致使津伤液亏的病变，临床可见口鼻干燥，咽干口渴，皮肤干涩，甚则皲裂，毛发不荣，小便短少，大便干结等症。

（2）燥易伤肺　肺为娇脏，不耐燥邪，故喜润而恶燥。燥邪多由口鼻呼吸而入，先以伤肺，使肺失清肃之令，如肺虚弱者，则更易招致燥邪侵袭，再度病情加重，临床可见鼻咽干燥，声音嘶哑，咳呛无痰，或痰稠难于咳出，或痰中带血等。

6. 火邪　火、热、温同属一性，但有程度之不同。热为温之渐，火为热之极。作为病因，多称热而不称火。如六淫病邪致病的风热、暑热、湿热等；作为病证，则多称火而不称热，如心火、肝火等。

（1）火性炎上，热象显著　火为热之甚，故能升腾上炎，因此火邪致病，胜热一筹，且病变表现以上部为多，如面红、目赤、舌红等。

（2）火热之邪，易耗津液　火热为阳邪，善于伤津耗液，故临床常见津液受伤的征象，如口渴多饮、咽干唇焦、舌干少津、大便干结、小便短赤等。

（3）火热炽盛，生风动血　火热阳邪，燔灼于肝，阴液耗伤，筋失所养，致使肝风内动，可出现高热、抽搐、颈部强直、角弓反张等症状。火热壅盛，脉络灼伤，迫血妄行，可引起吐血、衄血、便血、尿血等诸多血证。

（4）火热躁动，扰乱神明　阳邪火热，扰乱脑中天癸至神，致心失宁静，可出现谵语妄言、狂躁不安，或登高而歌，弃衣而走等。

二、疫疠

疫疠，又称瘟疫、疠气、戾气、异气、乖戾之气等，是一类具有强烈传染性的病邪。疫疠致病，发病急骤，病情大都严重，且有传染性、易于流行等特点。诚如《素问遗篇·刺法论》所说："五疫之至，皆相染易，无问大小，病状相似。"《诸病源候论》卷十亦说："人感乖戾之气而生病，则病气转相染易，乃之灭门。"这说明疫疠危害人类十分严重，既可散在发生，又可大疫流行。如大头瘟、蛤蟆瘟、疫痢、白喉、烂喉丹痧、天花、霍乱、鼠疫、瘟疟、疫毒流感等，多是疫病。

三 、七情所伤

七情即喜、怒、忧、思、悲、恐、惊，是人的精神情志变化，一般不会使人致病。只有突然、强烈或长期持久的精神刺激，超过了生理活动所能调节的范围，使脑之天癸至神功能失去调控而导致发生病变。

1. 郁怒伤肝　是指过度愤怒，可使肝气横逆，并走于上；或长期抑郁，肝失疏泄，气机郁结，致使肝受其伤。

（1）过度愤怒　由于大怒不止，肝气横逆上冲，气随血逆，临床可见面红目赤、吐血、厥证、卒中等。

（2）长期忧郁　由于肝气日久不畅，疏泄失常，情志郁结，临床可见焦虑不安、抑郁胸闷、胁肋隐痛等。

2. 喜惊伤心　是指过喜能涣散心气，精神不能集中，易于神疲乏力；或突然受惊，心无所依，神无所归，虑无所定，惊慌失措，心受其伤。

（1）过分喜笑　由于喜笑过度，心气涣散，神不守舍，临床可出现心悸、不寐、狂乱等。

（2）突然受惊　由于大惊气乱，气血失和，神无所附，心无所主，临床可见惊悸怔忡等。

3. 思虑伤脾　是指过度思虑，可以伤脾气结。思者发于脾，而成于心，故思虑太过，不但会损伤脾气，而又可耗伤于心，因此思虑既可伤脾，又可伤心。

（1）思虑太过　由于过度思虑，损伤脾气，脾运不健，临床可见食欲减退，脘腹痞胀等。

（2）思虑日久　由于思虑用心，暗伤津液，心阴不足，神失所养，临床可见心悸、少寐；若津液内灼为痰，气痰交阻，可致噎膈等病。

4. 悲忧伤肺　悲观过度，忧愁不止，均可使肺气耗伤，甚至损及肺阴。

（1）悲观经久　由于悲则气消，可使肺气抑郁，意志消沉，肺气耗伤，临床可见胸闷少气、倦怠乏力。

（2）忧愁不停　由于忧伤肺，致肺中气阴俱伤，临床可见胸中少气、情绪消沉，或咽喉干燥。

5. 恐惧伤肾　恐惧长期扰动，不能休止，可致肾气失固，进而还能伤精损髓。

（1）惧怕突作　由于惧怕常作，肾气受伤不能固下，临床可见二便失禁等。

（2）恐吓过度　由于恐吓反复不解，肾中精气精血耗伤，临床可见遗精滑泄、骨酸痿厥等。

四、饮食所伤

饮食是人体生存和保持健康的必要物质，但饮食要有一定的节制，否则不仅可以直接损伤脾胃，引起胃痛、泄泻，而且还能生湿蕴热，成为疾病的重要原因。

1. 饥饱失常　主要包括两个方面：一为摄食过少，由于长期摄食不足，可以引起气血生化来源匮乏，气血亏少，抗病能力减弱，易感外邪，变生他病。二为摄食过多，由于暴饮暴食，饮食过量，超过脾胃的消化、吸收和运化能力，胃伤则不能受纳和腐熟，脾伤则不能运化转输，致使饮食阻滞，出现脘腹胀满，嗳腐吞酸，厌食，或胃痛，或呕吐，或泄泻。

2. 饮食不洁 进食不洁之食物，损伤肠胃，可引起多种消化道疾病，出现呕吐、泄泻、腹痛、痢疾等；若进食腐败变质的有毒之食物，常出现剧烈腹痛、吐泻交作等中毒症状，甚至可出现昏迷或死亡。或进食不洁之物，还可引起寄生虫病，如蛔虫、蛲虫、寸白虫等，临床可见腹痛、嗜食异物、面黄肌瘦等；若蛔虫窜入胆道，还可出现上腹部剧痛、时作时休、呕吐蛔虫、四肢厥冷等症。

3. 饮食偏嗜 人体的精神、气血都由五味所资生，五味与五脏各有亲和性。如酸入肝，苦入心，甘入脾，辛入肺，咸入肾。若长期嗜好某种食物，或过食五味辛燥之品，就会损害内脏，发生疾病。大都恣食辛辣煎炸炙煿厚味，易于蕴湿化热酿痰，可引发为肺痈；偏食辛辣香燥之物，易使胃肠积热，可致大便秘结，痔疮下血；偏嗜生冷之物，易伤脾胃阳气，发生胃脘疼痛、腹痛、泄泻等；过食酸咸之物，可发哮喘等病。

五、劳逸失调

劳逸，包括过度劳累和过度安逸两个方面。正常的劳动和体育锻炼，有助于增强体质。正常的休息，可以消除疲劳，恢复体力，不会引起疾病发生。如果长时间贪逸恶劳，会导致疾病发生。

1. 劳伤过度　可包括一为劳力过度，损伤脾气，临床可见少气乏力、四肢困倦、神疲懒言等；二为用脑过度，思虑伤神，耗伤阴血，临床可见不寐、健忘、多梦、心悸等；三为房劳过度，恣情纵欲，房事过多，或早婚多育，耗伤肾精，临床可见腰痛、遗精、阳痿、眩晕、耳鸣等。

2. 贪逸恶劳　由于长期过度安闲，不愿参加劳动，又不运动，致使人体气血不畅，脾胃功能减弱，临床可见食少乏力，神疲倦怠，肢体软弱，或肥胖臃肿，动则心悸气促，汗出频作等。

六、继发病因

瘀血、痰饮和浊垢，是人体某种致病因素作用所形成的病理性产物，这些病理产物又能直接或间接再影响于某些脏腑组织，致使再引发多种疾病，所以又属于致病因素之一，故名为继发病因。

1. 瘀血　是指血液运行不畅，停于脉中，或溢于脉外，而成瘀血。瘀血的形成，大都由于气虚、气滞、血寒、血热等原因，导致血行不畅而凝滞；或因外伤或因其他原因造成内出血，离经之血不及时消散或排出，亦能形成瘀血。

瘀血阻滞的特征：瘀血形成后，不仅失去了血液正常运行，而且失去了对脏腑组织的营养，致使外者四肢百骸疼痛，内者可致癥积肿块。如瘀血阻于心者，可见心悸、心痛、胸闷、口唇青紫；瘀阻于肺，可见胸疼、咳血；瘀阻脑络，可见痴呆、发狂；瘀阻于肝，可见胁痛痞块；瘀阻肠胃，可见呕血，大便黑色如漆等。瘀血虽属某种疾病过程中病理产物，但长期停留，可致"瘀血不去，新血不生"，对于机体造成诸多不良后果，甚至引发多种疑难杂证。

2. 痰饮 痰与饮大都由六淫外邪，或七情内伤，或饮食不节，或劳逸失调，损及肺、脾、肾之功能，导致水液代谢障碍，停聚体内。其形状稠腻者称为痰，清稀者称为饮。痰不仅指咳吐出来有形可见的痰涎，还包括瘰疬、痰核和停滞于脏腑、经络等组织中看不见形质的痰涎。所以，痰有有形之痰和无形之痰之分，有形之痰多见于肺胃，无形之痰可涉及全身。

饮即水液，停留于人体局部者，因其所停留的部位及症状不同，其名称亦不同。如水饮于胁下者名为悬饮，停于胃肠者名为痰饮，停于胸肺者为支饮，溢于肌肤者为溢饮。

痰病的特征：痰阻于肺，肃降失常，可见咳喘咳痰；痰阻于心，心血不畅，可见胸闷心悸；痰迷心窍，扰乱脑中至神，可见神昏、痴呆，甚则癫狂；痰停于胃，气失和降，可见恶心呕吐、胃脘痞满；痰阻于经络筋骨，可致瘰疬痰核、肢体麻木，或半身不遂；痰湿上犯于头，可见眩晕、昏冒；痰气凝结于咽喉，则可出现咽中梗阻，吞之不下，吐之不出之症。

饮病的特征：饮在肠间，则肠鸣沥沥有声；饮在胸胁，可见胸胁胀满、咳唾引痛；饮在胸膈，则胸闷、咳喘、不能平卧；饮溢肌肤，可见水肿、无汗、身体疼痛等。

3. 浊垢　是指某些病因所致某些疾病中产生的病理性物质，又可损害脏腑、经脉等组织器官。它与瘀血、痰饮有所不同，瘀血主要是因寒因热，因虚因滞，使血液运行不畅，直至凝结瘀血；痰饮为水液代谢障碍所致，其形状稠腻者为痰，清稀者为饮。但浊垢犹如阴井之污浊之垢物，善走管道，或血管，或胆管，或尿管，或精管，或阴道，易于化毒。如在血管易结斑块，可引发中风、心痛；蕴结胆管易结沙石，可引起胆石症；内蕴肾脏，可发肾结石等。浊垢为疾病过程所产生的病理性物质，故不同于《丹溪心法》中赤浊、白浊等病证，亦不同于《内经》中的浊气、浊阴之饮食精微等营养物质，应以区别。

第二节　发　病

发病，是指致病因素作用于人体后所发生疾病的原理。如果由于各种内外因素的作用，破坏了机体的平衡，造成阴阳失调，机体不能适应外部环境，机体内部各组织结构功能活动之间失去了协调与平衡，不能正常发挥生理功能，于是健康就遭到了破坏，疾病即能发生。

一、发病的条件

疾病的发生，必须具备两个条件，即外部的条件和内部的条件。多种致病外因，如气候变异，六气淫胜，天行时毒，饮食失节，居处不宣等，统称为"邪"，它构成了发病的外部条件；情志变化虽然发自体内，但亦属于外界客观事物在体内的反映，所以它的产生亦离不开外部条件。机体本身的抗病能力，包括适应变化的调节功能和抵抗病邪、保护机体、维持健康的物质和功能，统称为"正"，它是人体是否发病的内部条件。简单地说，疾病的发生，不外乎"正"和"邪"两方面因素作用的结果。"正"即正气，是指人体的结构和功能活动，包括对致病因素的抵抗能力；"邪"即邪气，泛指一切导致疾病的因素。

1. 正气不足　是疾病发生的主要依据。正气充足，脏腑功能旺盛，气血充盈，卫外固密，病邪难于侵入，疾病无从发生。故《素问遗篇·刺法论》说："正气存内，邪不可干。"只有人体正气不足，卫外不固，无力抗邪于外，病邪方能乘虚而入，才能发生疾病。所以《素问·评热病论》说："邪之所凑，其气必虚。"

2. 邪气　是疾病发生的重要条件。正气在发病中确有主导地位，但亦不可排除邪气致病的重要作用。邪气在特定的情况下，甚至还可起着主要的、决定性的作用。如霍乱、疫毒痢等，当机体遭到疫毒侵袭时，由于毒力较强，超越了正气的抗病能力，正气不能胜邪，即可骤然发病，而成为此疫毒为致病的主要因素。

二、发病与体质

人体的正气强弱，与体质禀赋的壮亏有着密切的关联。禀赋壮健，正气自然充足，禀赋亏虚，正气自然不足，两者相辅而相成。

1. 体质能决定着是否发病　由于体质禀赋不同，感受病邪后，其发病亦不同。如体质强壮，正气充足，虽感受了病邪，但不易发病；若体质虚弱，正气不足，脾阳素虚，感受寒邪后，即为泄泻、腹痛。

2. 体质能决定着疾病易感性　由于不同的体质，对某些病因或疾病有特殊的易感性。如肥胖者多痰多湿，老人易患中风，妇女易患不孕；瘦人者多火多气，易犯痨嗽，易得不寐。

3. 体质能决定着疾病的证候类型　由于患者体质各一，寒热不同，虽然病因一致，疾病相同，而其临床证候类型，可出现完全不同。如同一湿邪侵入人体，属于脾阳素虚者，易从寒化，而常表现为寒湿困脾为多见；胃热素盛者，易从热化，而常表现为湿热中阻为多见。再如同一地区、同一时期所发生的感冒，患者素体属于阳虚者，易感风寒而表现为风寒感冒为多见；患者素体阳盛者，易感风热而表现为风热感冒为多见。

第三节　病　机

病机，又称病理，是指疾病发生、发展与变化的机理。病邪侵犯于人体，正气必然奋起抗邪，而形成正邪相争，破坏了人体相对平衡，或使脏腑功能失调，或使气血功能紊乱等，从而产生全身或局部的多种多样的病理变化。因此，尽管疾病的种类繁多，临床征象错综复杂，千变万化，多种疾病，多种症状都有其各自的病机，虽然离不开气血失常，脏腑功能紊乱等，但重点是邪正盛衰、阴阳失调、升降失常及内生五邪等。

一、邪正盛衰

邪正盛衰，是指在疾病过程中，机体的抗病能力与致病的邪气之间，相互斗争所产生的盛衰变化。这种斗争不仅关系到疾病的发生，而且关系到疾病的发展和转归，同时亦影响到病证的虚实变化。《素问·通评虚实论》说："邪气盛则实，精气夺则虚。"致病邪气侵犯人体后，在疾病的发展过程中，邪正交争，互为消长，正气胜则邪气退，邪气胜则正气衰。随着邪正的相互消长，疾病就可出现有实，有虚，有虚实错杂，有虚实真假等多种病证。

实者，是指邪气亢盛的病理变化。亦就是说，致病邪气的力量和机体的抗病能力都很强盛，或是邪气虽盛，而机体的正气未衰，能与邪气抗争，故正邪相搏，斗争剧烈，在临床上可出现亢盛有余的实证。具体可见于外感六淫或痰饮、食积、瘀血等病邪滞留于体内的病证，即谓之实证。实邪所引起的疾病，大多发病急，病程短，常见于疾病的初中期阶段，症状可见壮热、狂躁、声高气粗、腹痛拒按、二便不通、脉实有力等。

虚者，是指正气不足，以正气虚损为重点的病理变化。亦就是说，机体的气、血、津液和脏腑功能减弱，抗病能力低下，故临床上可出现一系列虚弱、衰退的征象，即谓之虚证。虚证多见于体质虚弱或大病久病之后，气血两虚，阴阳俱伤，如虚劳、肺痨等。

虚实错杂者，是指虚实相互夹杂，虚中有实，实中见虚的病理变化。虚实交杂，大都由于病邪侵袭日久，正气耗伤，或正气本虚，无力以驱邪，以致痰饮、水湿、瘀血、浊垢内停，而形成虚实互参，或虚多实少，或实多虚少的错杂病变。临床可见于鼓胀病，既有腹水胀大、小便短少、脉络怒张等水湿、瘀血内停的实证，又有面色苍黄、形体羸瘦、舌苔光红的肝肾阴虚、脾虚失运的虚证。

虚实真假者，是指在复杂的疾病发展过程中，机体的功能失常时，可出现部分症状与疾病本质相反的某些假象。有本为实证，但因实邪内结，气血不能外达，反见形寒肢厥，全身疲乏等假象，此"大实有羸状"。或本为虚证，但因气血不足，运化无力，反见胀满、喘逆等假象，此谓"至虚有盛候"。

二、阴阳失调

阴阳失调，是指阴阳消长失去平衡协调，从而形成阴阳偏胜、偏衰，或阴不制阳，阳不制阴的病理状态。具体可分阴阳偏盛、阴阳偏衰、阴阳格拒、阴阳亡失。

阴阳偏盛者，可分阳盛则热和阴盛则寒两种。

阳盛则热：是指感受阳热之邪，或感受阴寒之邪从阳化热，或情志内伤而化火等，引起阳热偏盛的热性病变。由于阳的一方偏盛，反之可使阴的一方偏衰，因而可出现阳盛伤阴的表现，但主要表现为阳盛。

阴盛则寒：是指感受阴冷之邪，阳气不足，阴气偏盛，因而产生寒性病变。由于阴的一方偏盛，反之可使阳的一方偏衰，故可出现阴盛阳衰的表现，但主要表现为阴盛。

阴阳偏衰者，可分为阳虚则寒和阴虚则热两种。

阳虚则寒：是指久病体弱，阳气亏损，而致阳虚火衰。由于阳的偏衰，可引起阴的相对偏盛，阴盛则寒。如水肿在发展过程中，常可出现畏寒肢冷、腰膝酸软、腹胀便溏等症状，这由于脾肾阳气不足，而引起阴气相对偏盛的寒性表现。此寒不是由于阴盛，而是由于阳虚所为。

阴虚则热：是指久病体虚，阴液损伤，而致阴不制阳，引起相对偏亢，虚热内生。如肺痨，除干咳、咯血等肺阴亏耗的症状外，常有午后潮热、颧红、脉细数等阴虚内热的表现。此热不是由于阳盛，而是由于阴虚所为。

阴阳格拒者，可分阳盛格阴（真热假寒）和阴盛格阳（真寒假热）两种。

阳盛格阴：是指热极似寒的一种病变，主要由于热极邪气深伏于里，阳气被遏，郁闭于内。不能透达于外所致，其病本属热，而临床表现为假寒之象。如热霍乱由于热遏于内，热深厥深，而出现手足厥冷的假寒象。

阴盛格阳：是指阴寒过甚，阳气被格拒于外，出现内在真寒而外部假热的病变。如虚寒属性的疾病若发展到严重阶段，既有阴寒过盛的四肢厥逆，下利清谷，脉微欲绝等的真寒证，又有反不恶寒，面颊泛红之戴阳假热之象。

阴阳亡失者，可分亡阴和亡阳两种，是机体的阴液或阳气突然大量丧失，导致生命垂危的病变。

阳气亡脱：简称亡阳，是指机体阳气突然发生虚脱，出现全身严重衰竭的病变状态。阳气亡脱，大都有以下情况引起，一为感邪严重，正不胜邪，阳气突然脱失；亦有素体阳虚，劳倦过度，汗出过多，阳随阴泄，阳气外脱；亦有久病不愈，阳气耗散，虚阳外越。故亡阳证临床可见大汗淋漓，肌肤手足逆冷，脉微欲绝等危重征象。

阴液亡失：简称亡阴，是指机体阴液突然大量耗散或丢失，阴不生阳，出现全身机能严重衰竭的病变状态。阴液亡失，大都由于热邪炽盛，或邪热久留，煎灼阴液，或阴精不足，阴液干涸。故亡阴证临床可见喘咳、烦躁、舌红、脉微细等危重征象。

亡阴和亡阳，在病机和临床征象方面，虽有所不同，但有互根互用的关系。阴虚发展到严重阶段，出现阴液干涸，即属亡阴；阴亡，则阳无所依附而散越，可为亡阳。若阳虚发展到严重阶段，出现阳气衰竭，即属亡阳；阳亡，则阴无以化生而耗竭，可以亡阴。故亡阴可以迅速导致亡阳，亡阳亦可继而出现亡阴。亦可以说，亡阴并不意味着阳气未衰，亡阳亦不意味着阴液未伤，只不过主次不同而已。亡阴、亡阳都是病变垂危阶段，如不及时抢救，即可导致阴阳离决而死亡。

三、升降失常

升降失常，是指气机紊乱，当升不升，当降不降的病理变化。升降出入，是指气机的基本运动形式，是脏腑经络、阴阳气血、矛盾运动的基本过程。脏腑经络、阴阳气血的相互联系，无不依赖于气的升降出入运动维持相对的平衡。若气机升降失常，可出现多种多样临床表现。如肺失宣肃、肝失疏泄、脾失升清、胃失和降、心肾不交等，均属升降失常的病变。总之归纳起来，升降失常的基本病机，不外乎升降不及、升降太过和升降反常三类。

升降不及：是指脏腑虚弱，运行无力，或气机阻滞，运行不畅，致使升降功能减弱。如脾气主升，肺主肃降，若脾虚则清气不升，即可出现头重昏胀，大便溏薄；肺虚则宣肃无权，就可出现咳喘乏力，呼吸少气。又如胃以降为顺，若胃阴不足，胃气上逆，即可出现干呕恶心，不思饮食；又以大肠以通降为顺，若以气虚传导无力，则糟粕停滞而便秘不通，此皆属升降不及为患。

升降太过：是指脏腑气机的升降运行超过正常范围，亦就是说，升则过升，降则过降，越出了正常生理作用，成为病理现象。譬如胃、大肠与膀胱，均以通降下行为顺，若是通降太过，就能出现大便溏泻和小便频数等症状。又如肝气本主升发，但升发过度则肝气上逆，或肝阳上亢，或肝火上炎等，而成会亢奋有余之证。

升降反常：是指脏腑气机升降反其常态，应升而反降，与正常生理功能完全相反。譬如脾气无力，不能主升，中气下陷，临床可见泄泻久作，小腹坠胀，肛门脱出；胃气反常，不能主降，反而上逆，临床可见呃逆频作、恶心呕吐等症状。

四 、内生五邪

内生五邪，是指在疾病的发展过程中，体内出现脏腑、气血精津液异常变化，因而产生类似的风、寒、湿、燥、火犹似六淫外邪病理现象。由于病起于内，故称为内生五邪，或曰内风，或曰内寒，或曰内湿，或曰内燥，或曰内火。内生五邪，并不是致病因素，而是由于脏腑、气血精津液等失调所引起的综合性病机变化所致。

1. 内风病变 又称内风，是指机体内阳气亢逆变动而形成的一种病理状态。体内阳气变动有多种多样，主要有肝阳化风、热极生风、阴虚风动、血虚生风等。

（1）肝阳化风 多由情志所伤，操劳过度，耗伤肝肾阴液，阴虚阳亢，水不涵木，风阳内动。临床可见肢麻、震颤、眩晕、欲仆，或口眼㖞斜，或半身不遂，甚至血随气逆猝然仆倒，不省人事。

（2）热极生风 又称热甚动风。多见于邪热炽盛，伤及营血，燔灼肝经，临床可出现痉厥、抽搐、高热、神昏、谵语等症。

（3）阴虚动风　又称虚风内动。多见于热病后期，阴液亏损，或久病阴液大伤，筋脉失养所致。临床可见筋挛肉瞤、手足蠕动。

（4）血虚生风　肝为藏血之脏，其性刚强，赖血以濡养。血虚则肝阴不足，肝阳偏亢，筋脉失养，风自内生，亦可出现瘈疭、眩晕、痉厥等。

2. 内寒病变　又称内寒，是指机体阳气虚衰，温煦功能减弱，寒从内生；或阴寒之邪内蕴，但内寒以虚为主。具体可分阳气不足和阴寒内盛两种。

（1）阳气不足　是指阳气虚衰，机体衰退的一种表现。机体的代谢全赖阳气的气化功能。若阳气亏虚，阴寒偏盛，则气化功能减退，因而致使水谷不能化生精微，水湿不能正归温化，而成为"水气""痰饮"之阴寒性病理产物。临床可见尿频清多、口唾清冷痰涎、大便溏泄，或发为水肿等。

（2）阴寒内盛　是指机体阳衰而致阴寒内生。临床以胃寒喜暖为基本特点，多见怯寒肢冷、面色苍白、舌润不渴等。

3. 内湿病变　又称内湿。湿有内外之分，外湿为六淫之一，已在病因中阐述。内湿既是病理性产物，又是继发性病因。内湿多由脾失健运，水湿停聚而生。内湿与外湿虽然不同，但在发病过程中，又常相互影响。外湿发病，多犯脾胃，致脾失健运，湿又内生；而脾失健运，又易招致外湿侵袭。同时，内湿的形成，还与饮食不节，恣食生冷肥甘厚味，或饮食失常，损伤脾胃，致津液不得运化转输，亦可内湿由生，聚而为患。此外，湿邪内蕴后，还与脏腑功能、体质差异等不同，而可相互转化。如脾阳素虚者，易从湿寒化，胃热素盛者，易从湿热化等。临床常见有以下三类。

（1）寒湿困脾　多由贪凉饮冷，过食生冷瓜果，致使寒湿停留中焦；或久居潮湿之地，导致寒湿内蕴；或内湿素盛，中阳被困，以致内湿所生。

（2）湿热中阻　多由湿热之邪，停滞中焦，或饮食失节，过食肥甘酒酪，酿成湿热，内蕴脾胃，中运不健，湿邪无力外化，脾胃又伤，内湿又生。

（3）脾虚湿阻　多由脾虚湿胜，或因饮食不节，脾胃损伤，再而脾虚不运，又而湿聚再度伤脾，导致脾气多次重伤，水湿自然内生。

4. 内燥病变　又称内燥，或称津燥或血燥，是指机体津液不足，脏腑失于滋养，孔窍失其濡润，故而出现干燥枯涩的病理状态。内燥的产生，多由热盛伤津耗液，或汗、吐、下后，津液大伤，或失血过多，或久病精血内夺等所致。内燥病变主要为肺胃津伤和肝肾阴亏两种证候。

（1）肺胃津亏　多由肺胃津液受伤，内热炽盛所致。临床可见鼻咽干燥、干咳无痰、口渴欲饮水、皮肤干涩等征象。

（2）肝肾阴亏　多由失血过多，久病不愈，精血内夺所致。临床可见腰酸膝软、五心烦热、毛发干枯不荣、肌肉消瘦、遗精盗汗、舌红少苔、脉象细数等。

5. 内火病变 又称内火，或称内热。主要是指脏腑阴阳偏盛偏衰所致。内火多由情志抑郁不畅，或劳欲过度，饮食不节等累及脏腑阴阳失调而成。《素问·调经论》所说"阴虚生内热，阳盛生外热"，以及《丹溪心法》所云"气有余便是火"，指的即是内生之火。内火的病机，以本虚标实之病变为多。但阳盛者多属实火，病变涉及心、肝、肺、胃，而以心、肝为主。阴虚者全属虚火，病变涉及肺、肾、心、肝，而以肺肾为主。所以在病机上常分实火与虚火两类。

以实火为主者：

（1）**心火炽盛** 多由情志郁火内发所致。临床可见口舌糜烂、心烦躁动、不易入眠等。

（2）**肝火亢盛** 多由肝郁化火，气火上逆为患。临床可见目赤口苦、头痛昏晕、易于动怒等。

以虚火为主者：

（1）**肾虚火动** 多由肾阴亏耗，阴虚阳亢，虚火内动所致。临床可见头晕耳鸣、目干而涩、腰膝酸软、遗精、溲黄等。

（2）**肺虚火扰** 多由劳累过度，肺阴受伤，内火扰动为患。临床可见午后潮热、两颧绯红、干咳无痰、咽干口燥、盗汗、形体消瘦等。

第四章 辨证大旨

中医内科主要辨证可包括八纲基础辨证、脏腑核心辨证、气血津液重点辨证和天癸四至新法辨证。此外，六淫外感辨证、七情内伤辨证、痰浊瘀毒辨证已在"发病原因"中阐述，这里不再赘述。

第一节 八纲基础辨证

八纲是中医辨证的纲领，亦是中医学的认识论辨证思想，掌握八纲辨证，对整个中医学辨治运用，具有重要的指导意义，故谓之"八纲基础辨证"。

八纲，即为表、里、寒、热、虚、实、阴、阳八个独特的辨证纲领。八纲中的表和里，是辨别疾病位置深浅的最基本纲要；寒和热，是辨别疾病病性冷热的最基本纲要；虚和实，是辨别疾病邪正盛衰的最基本纲要；阴与阳，是区分疾病类别、归纳证候的总纲，有执简驭繁、提纲挈领的作用。

八纲的源流，在《内经》中虽无八纲之名，但在具体内容中，已有散在论述。如"善诊者，察色按脉，先别阴阳""阳虚则外寒，阴虚则内热""邪气盛则实，精气夺则虚""有者为实，无者为虚"等，即是八纲辨证的最早提示。张仲景《伤寒杂病论》，虽同样未见"八纲"之名，但已有具体运用八纲对疾病进行辨证论治。如方谷在《医林绳墨》中曾说："仲景治伤寒，著三百九十七法，一百一十三方……然究其大要，无出乎表里、虚实、阴阳、寒热八者而已。"历代医家对"八纲"均有论述。王执中在《东垣先生伤寒正脉》中说："治病八字，虚实、阴阳、表里、寒热，八字不分，杀人反掌。"陶节庵在《伤寒六节》中说："先察阴阳、表里、寒热、虚实亲切，复审汗、吐、下、温、和解之法，治之庶无差误。"张三锡在《医学六要》中说："锡家世业医，致志三十余年，仅得古人治病大法有八，曰阴，曰阳，曰表，曰里，曰寒，曰热，曰虚，曰实。"张景岳在《景岳全书·传忠录》中的"阴阳篇""六变篇"，即所谓"二纲六变"，并以二纲统六变，这实际上就是八纲辨证的完整体现。孙一奎在《赤水玄珠·凡例》中说："凡证不拘大小轻重，俱有寒热虚实表里气血。"后又近人施今墨等提出八纲加气血二纲为十纲，可能受此启示，认为辨证更为完善。清代程国彭在《医学心悟·寒热虚实表里阴阳辨》中说："病有总要，寒、热、虚、实、表、里、阴、阳，八字而已。病情既不外此，则辨证之法亦不出此。"八纲辨证初创于《内经》，发展于仲景，充实后世，尤其明清时期，建树颇多。近人祝味菊在《伤寒质难》中说："八纲者，古人管理疾病之一种定律也。在繁复之证候中，欲求一简明之系统，虽未免迹近抽象，然巧匠不废规矩，八纲之概念有助于后学之探讨。"这对八纲作出了客观事实的评价。

一、表里辨证

表里二纲辨证，是辨别病位的外与内、浅与深，以及病变趋势的进与退等发展情况。表与里的部位是属于相对概念。如皮肤肌腠为表，脏腑为里；六腑为表，五脏为里；三阳经为表，三阴经为里等。表里病位在外者，当属表证，病势较轻浅；在内者，当属里证，病势较深重。

1.表证 多由外邪侵入皮毛、口鼻，卫气阻遏所引起。其特点一般起病多急，病程较短，病情偏轻，病变多属实。表证主要可见恶寒、发热、头痛、身痛、脉浮；或兼鼻塞、流涕、喷嚏，或兼咽喉痒痛、咳嗽等。表证类证有风寒束表证、风热袭表证、风湿遏表证、风燥伤表证、暑风客表证等。这些表证类证中多有一定的特殊性，但大都以初起恶寒、发热并见，内脏症状不明显为共同特点。

2.里证 是与表证相对而言，病在脏腑、气血、骨髓等。形成里证的途径大约可分为三类，一为表证不解，病邪传里，而成里证；二为外邪直中脏腑，形成里证；三为情志内伤，饮食劳倦，或脏腑气血失调等所致多种证候，遂成里证。其基本特点，无新起恶寒发热并见，应以脏腑症状为主要表现，其起病可急可缓，一般病情较重，病程较长。里证的概念非常广泛，又十分笼统，凡不是表证的特定证候，一般都可属于里证的范畴。因此有"非表即里"之说。

此外，还有一种半表半里证，病证既不全在表，亦未全在里，而是介于表里之间，所以称为半表半里证。其辨识要点，临床可见寒热往来、胸胁苦满、心烦欲呕、口苦、咽干、目眩、脉多弦象。

二、寒热辨证

寒热是辨别疾病性质的纲领，亦即寒热病性之纲领。由于寒热能反映疾病中机体阴阳的偏盛偏衰，病邪的属阴属阳，所以病邪有阳邪与阴邪之分，正气有阳气与阴液之别。阳邪致病，或机体阳气偏盛，则表现为阳胜则热的实热证；阴邪致病，阴寒内盛，则表现为阴盛则寒的寒实证；阳气亏虚，失于温煦，多表现为阳虚则寒的虚寒证；阴液亏少，火热偏旺，则表现为阴虚为热的虚热证。

1.寒证 是指机体寒冷，阳气不足，或病邪性寒，阴冷偏甚的纲领性证候。寒证的分类，外感寒邪，起病急骤，体质壮实，则为之实寒证；素体虚弱，内伤日久，阳气耗损，阴寒偏胜，则为之虚寒证。但寒证的表现各不一致，大都一般所见症状和体征，如恶寒怕冷，喜温爱暖，口淡不渴，小便清长，大便溏薄，咳痰清稀，口溢清涎，鼻流清涕，面色㿠白，舌苔白润，脉迟或紧等。寒证总的病机，不越以下方面，寒邪遏制阳气，或阳虚阴盛，失却温煦，水液过甚所致。

2.热证 是指病性为火热，邪正斗争剧烈，阳气偏盛的纲领性证候。热证的分类，有表热与里热之分，表热多见于外感，里热既可见于外感，又可见于内伤。但热证的临床表现多不相同，大都是一般所见症状和体征，如发热，壮热，恶热，喜凉，口渴欲饮，烦躁不安，小便短赤，大便秘结，咳痰黄稠，颜面绯红，舌质绛红、苔黄少津，脉象弦数。热证总的病机，大凡阳热炽盛，阴液不足，或阴液受伤而又火热炽盛，阴液不足，或者阴液受伤而又火热偏旺所致。

此外，还有寒热真假辨证。寒证和热证的辨别一般不难，但当病情发展到寒极或热极的严重阶段时，有时会出现寒热假象。寒证见热象，寒极似热，实为真寒假热；热证见寒象，热极似寒，实为真热假寒。一般说假象多表现在四肢、皮毛或面色等，而舌苔、脉象多反映疾病的本质。如真寒假热，其本质是寒至极点，阴盛于内，逼阳于外，故反见身热、面红、口渴、手足躁扰等假热之象。但假象终究与真象不同，面红仅限于两颊，颜色浅红而娇嫩，与真热的满面通红不同，口渴不欲饮水。真寒还可见到舌淡、苔灰黑而润滑，脉数无根或脉微欲绝等。又如真热假寒，其本质是热至极点，内热炽盛，阳气被郁不能外达，故反见面色苍白、四肢厥逆、脉象沉伏等假寒象，但四肢虽厥冷，却胸腹灼热，或周身虽然寒冷而反不欲近衣被，与真寒的身蜷卧欲得衣被不同，同时还可见舌红、苔焦黄或黑而无津等佐证。

三、虚实辨证

虚实辨证，是属于辨别邪正盛衰的纲领。实者，为邪气实；虚者，为正气虚。故《素问·通评虚实论》说："邪气盛则实，精气夺则虚。"《景岳全书·传忠录》亦说："虚实者，有余不足也。"邪正斗争是疾病过程中的主要病变，分辨疾病邪正的虚实关系，是辨证的根本要求。通过虚实辨证，可以了解邪正的盛与衰，为施治提供依据，才能避免虚虚实实之误治错疗。

1. 虚证　是以正气亏虚，气血不足，机体功能减退为主要病变特征的证候，即称为虚证。临床可见形体瘦弱、病程较长、面色不华、精神萎靡、声低息微、纳呆食少、腹软便溏、小便清长、舌淡苔薄、脉弱无力等。

2. 实证　是以邪气壅盛，机体功能亢奋为主要病变特征的证候，即为实证。临床可见形体壮实、病程较短、起病较急、发热躁烦、面色红赤、声高气粗、口渴引饮、便秘腹痛、小便短赤、舌质苍老、苔黄干燥、脉象有力等。

此外，还有虚实真假辨证。虚和实都有真假疑似之证，所谓"大实有羸状""至虚有盛候"，即是真实假虚、真虚假实之证。凡真实假虚，病本为实证，如热结肠胃，或痰食壅滞，或大积大聚，致使经络阻滞，气血不能畅达，因而出现神情默默、身寒肢冷、脉象沉迟或伏等类似虚证的现象。但患者虽为神情默默，而语声高亢气粗，身寒肢冷，而不欲近衣被；脉象虽为沉迟，但按之有力。又是真虚假实者，病本为虚证，如脏腑气血不足，运化无力，因而出现腹满、腹胀、腹痛、脉弦等类似实证的现象。但患者腹虽胀满，却时有缓解而不是持续不止；腹虽痛但喜温喜按，不似实证之拒按；脉虽弦却重按无力。

四、阴阳辨证

阴阳是八纲辨证的总纲。临床证候虽然复杂多变，但总不外乎阴与阳两大分类。《素问·阴阳应象大论》说："善诊者，察色按脉，先辨阴阳。"《景岳全书·传忠录》谓之"医道虽繁，而可以一言以蔽之者，曰阴阳而已"。足见古人对阴阳辨证的重视程度。

1. 阴证　是指证候的特征有显著阳气不足、阴寒偏盛的表现。故《卫生宝鉴》说："凡阴证者，身不热而手足厥冷，恶寒蜷卧，面向壁卧，恶闻人声，或自引衣盖覆，不烦渴，不欲食，小便自利，大便反快，其脉沉细而微迟者，皆阴证也。"所以，临床上凡见抑制、沉静、衰退、功能低下、色泽晦暗等表现的里证、寒证、虚证的现象；症状表现于内的、向下的、不易发现的；病邪性质为阴邪致病；慢发久病，病情变化较慢等，多属于阴证。

2. 阳证　是指证候特征有明显的邪热炽盛、阳气亢奋的表现。故《卫生宝鉴》说："凡阳证者，身须大热而手足不厥，卧则坦然，起则有力，不恶寒，反恶热，不呕不泻，渴而引水，烦躁不得眠，能食而多语，其脉浮大而数者，阳证也。"因此，临床上凡见兴奋、躁动、功能亢进、色泽明亮等表现的表证、热证、实证的现象；症状表现于外的、向上的、容易发现的；

病邪性质为阳邪致病；急起新病，病情变化较快等，大都为阳证。

此外，还有亡阴与亡阳辨证。亡阴，是指阴液耗损欲竭；亡阳，是指阳气耗散欲脱。二者多属于危重证候，多见于急性病中，如高热大汗，或经治发汗过多，或吐下过度，或大量出血等，皆可导致亡阴、亡阳。由于阴阳相互依存，阴竭则阳无所附而浮散；阳亡则阴无所固而随脱。所以，在临床上亡阴与亡阳之出现虽有先后主次之分，但最终必然相互影响，一亡俱亡，危及生命。

第二节　脏腑核心辨证

脏腑核心辨证，主要重点是认识脏腑的独特生理功能和特殊的病理变化。脏腑是人体的主要组成部分，是生命活动的中心。各种原因导致的病变，实际上都是脏腑功能失调或损伤的反应。由于各个脏腑的生理功能不同，所以在发生病变时所出现的症状和体征亦随之不同。

脏腑辨证的形成，早在《内经》时就有了按脏腑进行辨证的观点。到了东汉张仲景《金匮要略》明确提出了以脏腑病机立论进行辨证。迄至《中藏经》有《五脏六腑虚实寒热》《生死顺逆证》诸篇，使之脏腑辨证初具系统性。到了唐宋金元时期，孙思邈、钱乙、张元素、李东垣等，均对脏腑辨证有了较大充实和发展。后之明清时期，张景岳、汪绮石、李中梓、王泰林、叶天士等，则对不同脏腑病证进行不同的辨证研究，使之更为完善。

脏腑的核心辨证意义，主要在于辨证体系中的重要组成部分，是辨证中的核心内容，概念确切，系统完整。脏腑辨证主要包括脏病辨证、腑病辨证，以及脏腑兼病辨证。其中五脏病证为辨证重点，六腑病证通常归纳于脏病之中，脏腑兼病则以脏与脏病相兼为主。因脏与腑有经脉表里关系，脏主里，腑主表，所以脏病辨证尤为重要。

一、心与小肠辨证

心居胸中，与小肠相表里，开窍于舌，在体合脉，其华在面。心的主要生理功能为主血脉。藏象学说认为心还有主神明的作用。所以心的病变主要有两个方面：一为心脉异常，可表现为心悸、怔忡、心痛、心烦、脉结代促等；二为藏象学说认为心还有藏神异常，即意识思维等精神活动异常，临床可见失眠、多梦、健忘、神昏、神志错乱等。心病证候有虚实之分，虚证有阴、阳、气、血亏虚，实证有火扰、痰阻、寒凝、气滞、血瘀等所致。

小肠与心相表里，其生理功能为主化物，泌别清浊。小肠的病变主要为消化障碍和大小便异常，所以临床常见泄泻腹痛、小便短赤、浑浊、疼痛等。小肠证候以虚寒、实热、气滞等最为常见。

1.心血虚证 是指心血亏虚，不能濡养于心的证候。临床可见心悸，失眠，多梦，健忘，头晕，面色淡白或萎黄，唇、舌色白，脉象细弱。其中以心悸失眠并结合血虚证为辨证要点。

2. 心阴虚证　是指心阴不足，虚热内扰的证候。临床可见心烦心悸，失眠多梦，五心觉热，午后潮热，盗汗，两颧潮红，舌红少津，脉象细数。其中以心烦心悸、失眠多梦并结合阴虚证为辨证要点。

3. 心气虚证　是指心气虚弱，鼓动少力的证候。临床可见心悸，气短，精神疲惫，活动后加剧，面色㿠白，时有自汗，舌质淡，脉象虚软。其中以心悸、气短、乏力并结合气虚证为辨证要点。

4. 心阳虚证　是指心阳虚衰，鼓动无力，虚寒内生的证候。临床可见心悸怔忡，心胸憋闷或心痛，畏寒肢冷，自汗，面色㿠白或苍白，舌质淡胖或紫黯、苔白滑，脉细弱或结代。其中以心悸怔忡、胸闷心痛并结合阳虚证为辨证要点。

5. 心阳虚脱证　是指心阳衰极，阳气暴脱的证候。临床可见突然冷汗淋漓，四肢厥冷，呼吸微弱，面色苍白，或心痛剧烈，口唇青紫，脉微欲绝，甚至神志模糊，昏迷不醒。其中以突然冷汗淋漓、四肢厥冷、呼吸微弱、脉微欲绝并结合心阳虚证和亡阳证为辨证要点。

6. 心火亢盛证　是指心火内炽，邪毒壅阻的实热证候。临床可见心烦不眠，面赤口渴，壮热躁动，便秘尿黄，或吐血、衄血，口舌热疮，舌质红绛、苔黄糙腻，脉数不静。其中以心烦不眠、壮热躁动、面赤口渴并结合实热证为辨证要点。

7. 心脉痹阻证　是指瘀血痰浊互阻脉络，心血运行不畅的证候。临床可见心悸怔忡，心胸憋闷作痛，痛引肩背内臂，舌质黯滞或青紫斑点，脉象细涩或结代。其中以心悸怔忡、心闷胸痛并结合瘀血、痰浊、阴寒、气滞诸证为辨证要点。

8. 痰迷心窍证　又称痰蒙心神证或痰迷心包证，是指心的神志异常的证候。临床可见意识模糊，甚至昏不知人，或精神抑郁，表情淡漠，神志痴呆，喃喃独语，举止失常；或突然昏仆，不省人事，口吐涎沫，喉有痰声，舌苔白腻，脉多沉滑。其中以抑郁性神志异常并结合痰浊证为辨证要点。

9. 痰火扰心证　是指火热与痰交阻，扰动心志的证候。临床可见烦躁不眠，面红气粗，喉中痰鸣，胸闷太息，大便秘结，小便色赤，甚则狂越妄动，打人毁物，胡言乱语，哭笑无常，舌质红、苔黄腻，脉滑数。其中以亢奋性神志异常并结合痰火证为辨证要点。

10. 小肠虚寒证　是指小肠虚弱，寒邪内阻，主化物而分别清浊失常的证候。临床可见小腹隐痛喜按，大便泄泻，肠鸣辘辘，小便频数，舌质淡、苔薄白，脉细缓。其中以小腹隐痛、泄泻、尿频并结合虚寒证为辨证要点。

11. 小肠实热证　是指小肠热邪内阻，泌别清浊失常的证候。临床可见心烦口疮，咽痛耳痛，脐腹作胀，小便赤涩或茎中作痛，舌红苔黄，脉象滑数。其中以心烦口疮、小便赤涩、茎中作痛并结合实热证为辨证要点。

12.小肠气痛证　是指小肠气机不畅不通则痛的证候。临床可见小腹急痛连及腰背、睾丸，苔薄白，脉沉弦。其中以小腹急痛并结合气滞证为辨证要点。

二、肺与大肠辨证

肺居胸中，与大肠相表里，开窍于鼻，在体合皮，其华在毛。肺的主要生理功能为主气，司呼吸，又主宣发，其性肃降，通调水道。肺的病变主要有两个方面：一为肺失宣降，可表现为咳嗽、喘促、胸痛、喉痛及声音嘶哑、鼻塞流涕等；二为通调水道失常，可表现水肿、痰饮等。肺病证候，虚证以气虚和阴虚为常见；实证多由风、寒、燥、热等外邪侵袭及痰饮停聚所致。

大肠与肺相表里，主传导运化水谷。在病变情况下，常以喘息、大便异常为主要表现，故喘息、泄泻、便秘、痔疮等常为辨别大肠病的明证。大肠证候有实有虚，有热有寒，亦有虚实夹杂证。

1.肺气虚证　是指肺气虚弱，卫外失固的证候。临床可见咳喘无力，少气息短，动则加甚，语声低微，自汗，畏风，易于感冒，神疲体倦，面色㿠白，舌淡苔白，脉象虚软。其中以咳喘无力、咳痰清稀并结合气虚证为辨证要点。

2.肺阴虚证　是指肺阴不足，虚热内扰，清肃之令失职的证候。临床可见干咳少痰，或痰质黏稠，不易咳出，口干咽燥，形体消瘦，手足心热，午后潮热，两颧绯红，或痰中带血，声音嘶哑，舌红少津，脉象细数。其中以干咳少痰、难于咳出并结合阴虚证为辨证要点。

3. 风寒束肺证　是指风寒之邪侵袭肺系，肺卫失宣的证候。临床可见咳嗽喉痒，咳痰清稀，鼻塞流涕，语声重浊，恶寒发热，甚则咳喘胸闷，呼吸急促，舌苔薄白，脉象浮紧。其中以咳嗽、咳痰清稀并结合风寒表证为辨证要点。

4. 风热犯肺证　是指风热外邪侵入肺系，肺卫失于清疏的证候。临床可见咳嗽痰黄，鼻流浊涕，发热微恶风寒，口微渴，咽喉疼痛，舌尖红，苔薄黄，脉象浮数。其中以咳嗽痰黄并结合风热表证为辨证要点。

5. 燥邪伤肺证　是指燥邪外犯，肺津受伤的证候，多见于秋燥之季。临床可见干咳少痰，或痰黏难咳，甚则胸痛，痰中带血，发热，微恶风寒，舌苔白或黄，脉象浮数或浮紧。其中以干咳少痰、痰黏难咳并结合燥邪伤津为辨证要点。舌苔白，脉浮紧，多见于凉燥证；舌苔白糙或苔黄干，脉浮数，多见于温燥证。

6. 痰热壅肺证　是指痰热互结，壅阻于肺的证候。临床可见咳嗽痰黄，胸闷气促，甚则鼻翼扇动，或喉中痰鸣，烦躁不安，大便秘结，小便色黄，舌红苔黄，脉象滑数。其中以咳喘痰黄并结合里热证为辨证要点。

7. 寒痰阻肺证　是指里寒与痰浊交并，内阻于肺的证候。临床可见咳嗽痰白，清稀易咳，或痰质黏稠，不易咳出，或喉中痰鸣，胸闷气促，形寒背冷，舌质淡、苔白腻或白滑，脉沉缓或缓滑。其中以咳嗽痰白并结合里寒证为辨证要点。

8. 大肠湿热证 是指湿热毒邪阻于大肠，脂膜受伤，肠运失常的证候。临床可见于腹痛，里急后重，下痢脓血，肛门灼热，或暴注下迫，小便短赤，烦渴身热，舌红苔腻，脉象滑数。其中以腹痛下痢并结合湿热毒证为辨证要点。

9. 大肠虚寒证 是指大肠虚弱，寒邪内阻的证候。临床可见腹痛肠鸣，喜暖喜按，大便溏泻，或艰涩秘结，小便清长，手足不温，舌质淡、苔白滑，脉象沉迟。其中以腹痛溏泻并结合虚寒为辨证要点。若阳虚寒甚，多为大便溏泻；抑或寒邪轻，阳气虚甚，则为艰涩秘结。

10. 大肠津亏证 是指大肠热盛伤津，肠运失常的证候。临床可见大便秘结，数日一行，难以解出，舌红少津，脉细数。其中以大便艰难，数日一行，状如羊屎并结合津液不足证为辨证要点。此外，还有大肠热结证，大便秘结，腹痛拒按；热结旁流证，泻下臭秽，或腹胀呕逆，发热烦躁等，与大肠津亏证大便干结有所不同。

三、脾与胃辨证

脾居中焦，与胃相表里，开窍于口，在体合肉，主四肢，其华在唇。脾的主要生理功能为主运化，主统血，其气主升。脾的病变主要有三个方面：一为运化失常，可表现为腹胀、腹痛、纳少、便溏、困重、水肿等；二为统血失司，可表现为便血、痔血、崩漏等；三为清气失升，可表现为下利、内脏下垂等。脾病证候的虚证有脾气虚、脾阳虚、脾气下陷、脾不统血等；实证有湿热蕴脾、寒湿困脾等。

胃与脾相表里，主受纳水谷，其气主降。在病变情况下，常以食欲改变及胃气上逆为主要表现，故胃脘胀满或疼痛、食欲减退或消谷善饥、呃逆、嗳气、吞酸、嘈杂、恶心呕吐、牙龈肿痛、口臭、便结等常为辨别胃病的明证。胃病证候有虚有实，有寒有热，亦有虚实夹杂证。

1. 脾气虚证 是指脾气不足，运化失常的证候。临床可见腹胀纳少，食后胀甚，大便溏薄，四肢软弱，神疲乏力，气少懒言，面色㿠白，形体消瘦或肥胖，舌淡苔白，脉象缓弱。其中以食少、腹胀、便溏并结合气虚证为辨证要点。

2. 脾气下陷证 又称脾虚气陷证、中气下陷证，是指脾气虚陷，升举无力的证候。临床可见脘腹重坠作胀，食后加重，或时有便意，肛门坠胀，或久泻不止，甚或脱肛，或子宫下垂，兼有少气乏力，舌淡苔白，脉象缓弱。其中以体弱气坠诸病并结合气虚证为辨证要点。

3. 脾阳虚证 是指脾阳虚衰，失于温运，阴寒内生的证候。临床可见纳少腹胀，腹痛绵绵，喜温喜按，形寒气怯，四肢不温，面色苍白，大便稀溏，舌淡胖、苔白滑，脉沉迟无力。其中以脾虚失运诸症，并结合虚寒证为辨证要点。

4. 脾失统血证 又称气不摄血证，是指脾气虚弱，无力统摄血液，血溢脉外的证候。临床可见面色㿠白或萎黄，神疲乏力，气短少言，或便血、溺血，或肌衄、鼻衄，或妇女月经过多、崩中漏下，舌淡胖，脉象细弱。其中以出血诸症并结合脾气虚证为辨证要点。

5. 寒湿困脾证　又称湿困脾阳证、寒湿中阻证，在六经辨证中属于太阴病证，是指寒湿内阻，中阳受困的证候。临床可见脘腹痞满或疼痛，纳呆口腻，泛恶欲吐，大便溏薄，头身困重，小便短少，肢体浮肿，舌体胖大、苔白腻或白滑，脉象沉缓。其中以脾运障碍并结合寒湿内盛为辨证要点。

6. 湿热蕴脾证　又称中焦湿热证、脾胃湿热证，是指湿热内蕴中焦，脾胃纳运失常的证候。临床可见脘腹痞闷，纳呆呕恶，大便溏泄，解而不爽，肢体困重，渴不多饮，身热不扬，汗出不解，舌质红、苔黄腻，脉濡数或缓滑。其中以脾胃纳运功能障碍并结合湿热证为辨证要点。

7. 胃气虚证　是指胃气不足，运化不健的证候。临床可见胃脘痞闷，不思饮食，嗳气频作，神疲乏力，舌淡苔薄白，脉象濡弱。其中以脘痞少食并结合气虚证为辨证要点。

8. 胃阴虚证　是指胃阴亏少，津液不足，虚火内扰的证候。临床可见口干唇燥，胃脘灼热疼痛，饥不欲食，干呕呃逆，舌质红绛、苔光干少津，脉象细数。其中以口干、胃脘灼热疼痛并结合阴虚内热证为辨证要点。

9. 胃寒证　是指胃中寒邪内停，胃阳不振的证候。临床可见胃脘冷痛，轻则绵绵不已，重则拘急剧痛，遇寒加重，得热则减，口溢清涎，舌苔白滑，脉沉迟或紧。其中以胃脘冷痛、口溢清涎并结合寒实证为辨证要点。

10. 胃热证　是指胃中热邪内阻，气机不畅的证候。临床可见胃脘灼痛拒按，嘈杂易饥，甚则消谷善饥，口渴欲饮，口气恶臭，呕泛酸水，牙龈肿痛，舌红苔黄，脉实而滑。其中以胃脘灼痛、嘈杂易饥并结合实热证为辨证要点。

四、肝与胆辨证

肝位于右胁，胆附于肝，肝胆互为表里，肝开窍于目，在体合筋，其华在爪。肝的主要生理功能为主疏泄和主藏血。足厥阴肝经循阴器，过少腹，布胁肋，系目上额交颠顶。肝的病变主要有疏泄功能失常，可表现为精神抑郁，或急躁易怒等；藏血功能失职，可表现为月经失调等。此外，还可见肝经所过部位及目系影响，如胸胁少腹胀痛，睾丸疼痛，头目眩晕，两目干涩，肢体震颤，手足抽搐等。肝病证候，虚证多阴虚、血虚；实证多气郁、火逆、阳亢、化风，以及寒、湿、热之邪内犯所致，其中肝阳上亢、肝阳化风为本虚标实。

胆与肝相表里，为中精之腑，内藏肝之余汁，助肝疏泄，其气刚直中正，故十一脏皆取决于胆。胆的病变主要表现为疏泄无能，刚正无力。其症状有黄疸、口苦、胁痛、呕吐苦水、暴聋、胆怯易惊、夜寐不安等。胆病证候，常见有胆郁痰扰、胆经郁热等。

1. 肝血虚证　是指肝血不足，眼目失养，爪甲不荣的证候。临床可见头晕目眩，面色无华，视物模糊，或肢体麻木，筋脉拘急，手足震颤，肌肉𥆧动，或妇女月经量少，色淡，甚则闭经，舌淡脉细，其中以筋脉拘急、眼目模糊、爪甲淡白等并结合血虚证为辨证要点。

2. 肝阴虚证　是指肝之阴液亏损，阴不制阳，虚热内扰的证候。临床可见头晕眼花，两目干涩，视力减退，五心烦热，颧红面热，口咽干燥，手足蠕动，舌红少津，脉弦细数。其中以头晕目干、视物模糊等并结合阴虚内热证为辨证要点。

3. 肝郁气滞证　又称肝气郁结证，是指肝之疏泄功能失常，致气机郁滞的病机。临床可见情志抑郁，胸胁或少腹胀满窜痛，时善太息，或咽部有异物感，或见瘿瘤，或见瘰疬，或见胁下癥块，或见妇女乳房胀痛，月经不调，甚则闭经，舌苔薄白，脉弦或涩。其中以情志抑郁、胸胁或少腹胀痛或窜痛、妇女月经不调等并结合六郁证为辨证要点。

4. 寒滞肝脉证　是指寒邪侵袭，凝滞肝经的证候。临床可见少腹冷痛，阴部坠胀作痛，或阴囊收缩引痛，得温则减，遇寒加甚，或见颠顶冷痛，形寒肢冷，舌质淡、苔白润，脉沉紧或弦紧。其中以少腹、阴部、颠顶冷痛并结合实寒证为辨证要点。

5. 肝火上炎证　又称肝火炽盛证，是指肝经火盛，气血上逆的证候。临床可见头痛如劈，或痛晕胀相兼，面红目赤，口苦咽干，急躁易怒，耳鸣如潮，甚则突发耳聋，不寐或噩梦惊扰，或吐血、衄血，大便秘结，小便短赤，舌质红、苔黄糙，脉弦数。其中以头痛、头晕并结合实火证为辨证要点。

6. 肝阳上亢证　是指肝阳亢扰于上，肝肾阴虚于下的证候，临床可见头晕耳鸣，头目胀痛，面红目赤，急躁易怒，失眠多梦，腰膝酸软，舌红少津，脉弦劲或细弦数。其中以头目眩晕、急躁易怒并结合上实下虚证为辨证要点。

7. 肝风内动证 是指内生之风的一类证候。可包括肝阳化风证、热极生风证、阴虚动风证和血虚生风证。临床可见，如肝阳化风者，常为眩晕欲仆，头摇，项强，肢颤，甚至突然昏倒，半身不遂，舌强不语，喉中痰鸣等，为上实下虚（或称本虚标实）之证；热极生风者，常为手足抽搐，颈项强直，角弓反张，伴有高热等，为邪甚实热证；阴虚动风者，常为手足蠕动，头晕耳鸣等，为阴虚内热证；血虚生风者，常为手足震颤，肌肉瞤动，肢体麻木等，为营血虚少证。

8. 胆郁痰扰证 是指痰热内扰，胆失疏泄的证候。临床可见胆怯易怕，惊悸不宁，失眠多梦，烦躁不安，胸胁闷胀，时时太息，或头晕目眩，口苦，呕恶，舌质红，脉弦数。其中以胆怯、惊悸、失眠并结合痰热气滞证为辨证要点。

9. 胆经郁热证 是指胆经火热，气机不畅的证候。临床可见头部两侧疼痛，目眦肿痛，口苦咽干，心烦喜呕，呕吐苦水，胸胁苦满，寒热往来，舌红苔黄，脉象弦数。其中以头部两侧痛、目眦肿痛并结合少阳证为辨证要点。

五、肾与膀胱辨证

肾居腰部，左右各一，与膀胱相表，在体为骨，其华在发，开窍于耳及二阴。肾的生理功能，主要是藏精、主骨、生髓，为先天之本，是人体生殖生长发育的根基；肾主水液，是调节人体的水液代谢；肾主纳气，是助肺吸气，为气之根。肾的病变主要有藏精的异常，以致生长、发育和生殖机能障碍，其症状可出现腰膝酸软，耳鸣重听，齿摇发白，阳痿遗精，小便失禁，或气促乏力，呼多吸少等。肾病证候，以虚证为多，故有"肾无实证"之说。其虚多为阴、阳、精、气诸虚，但临床亦有虚实夹杂，或本虚标实，或脏腑同病的虚中有实，因而在肾病辨治中不能一味蛮补。

膀胱与肾相表里，有气化行水之功能。其病变主要表现为气化无权，排尿异常。其症状有尿频、尿急、尿痛、小便淋漓、癃闭不通或小便清长过多等。膀胱证候，常见有膀胱湿热和膀胱虚寒等。

1. 肾阳虚证　是指肾阳虚衰，温煦失职，气化无权的证候。临床可见面色苍白，精神衰惫，形寒肢冷，男子阳痿精冷，女子宫寒不孕，或大便溏薄，五更泄泻，舌淡苔白，脉沉细无力。其中以阳痿精冷、宫寒不孕、精神衰惫并结合阳虚证为辨证要点。

2. 肾气不固证　是指肾气亏虚，封藏固摄失司的证候。临床可见腰膝酸软，神疲乏力，遗精早泄，耳鸣失聪，小便频数而清，或尿后余沥不尽，或小便失禁，或女子带下清稀量多，舌淡苔白，脉象细弱。其中以遗精早泄、小便频数而清、余沥不尽、女子带下清稀量多并结合气虚证为辨证要点。

3. 肾虚水泛证　是指肾阳虚弱，气化无权，水湿泛溢的证候。临床可见遍体水肿，腰以下为甚，按之没指，怯寒肢冷，腰膝酸软，脘腹胀满，或心悸气短，或咳喘痰鸣，小便短少，舌淡质胖、苔白而滑，脉沉迟无力。其中以水肿少尿并结合肾阳虚证为辨证要点。

4. 肾不纳气证　是指肾气不足，纳气无力的证候。临床可见短气喘逆，动则尤甚，声低气怯，咳时汗出，或咳则遗尿，甚至张口抬肩，不能平卧，面部虚浮，舌淡苔白，脉象沉弱。其中以短气喘逆、声低气怯并结合气虚证为辨证要点。

5. 肾阴虚证　是指肾阴亏虚，失于滋养，虚热内生的证候。临床可见眩晕耳鸣，腰膝酸软，齿松发脱，口干咽燥，手足心热，潮热盗汗，遗精早泄，舌红少津，脉象细数。其中以眩晕耳鸣、腰膝酸软、手足心热并结合阴虚证为辨证要点。

6. 肾精不足证　是指肾精亏损，生长发育迟缓，生殖机能低下，早衰早老为主症的证候。临床可见小儿发育迟缓，身体矮小，囟门迟闭，智力低下，骨骼痿软，动作迟钝，男子精少不育，女子经闭不孕，成人早衰，耳鸣耳聋，健忘恍惚，发脱齿摇，神情呆钝，舌质淡，脉细弱。其中以小儿发育迟缓、骨骼痿软，成人性机能低下、早衰早老、健忘恍惚并结合精血不足证为辨证要点。

7. 膀胱湿热证　是指湿热蕴结膀胱，气化不利，以小便异常为主症的一类证候。临床可见尿频，尿急，尿痛，尿道灼热，尿色黄赤，或浑浊，或血尿，或有砂石，腰腹疼痛，舌红苔黄，脉象滑数。其中以尿频、尿急、尿痛并结合湿热证为辨证要点。

8. 膀胱虚寒证 是指膀胱虚弱，寒邪内阻，气化不及的证候。临床可见小腹疼痛，喜温喜按，小便清长，频数不禁或遗尿，尿后余沥不尽，舌淡苔白，脉沉细而迟。其中以小腹疼痛、喜温喜按、小便清长或遗尿并结合虚寒证为辨证要点。

六、脏腑同病辨证

脏腑辨证除脏腑表里辨证外，还有不同脏腑同时为病辨证，亦为之不少，如心肾不交、心肾阳虚、心脾两虚、心肺气虚、肝脾不调、肝胃不和。

1. 心肾不交证 是指心阳与肾阴的生理关系失调的病变，肾阴不能上济于心，心阳不能下温于肾的证候。临床可见虚烦不眠，心悸健忘，头晕耳鸣，腰膝酸软，梦遗滑精，潮热盗汗，舌质红，脉细弱。其中以虚烦不眠、心悸健忘并结合阴阳失调证为辨证要点。

2. 心肾阳虚证 是指心阳和肾阳俱虚的证候。临床可见形寒肢冷，心胸憋闷，心悸怔忡，小便清长，夜尿频多，唇甲青紫，舌淡或青紫、苔白滑，脉象沉微。其中以心胸憋闷、心悸怔忡、小便清长频多并结合阳虚证为辨证要点。

3. 心脾两虚证 是指心气不足，脾失统血的证候。临床可见心悸气短，失眠多梦，食欲减退，大便溏薄，神疲乏力，面色㿠白或萎黄，女子崩中漏下，舌淡嫩、苔薄白，脉象细弱。其中以心悸气短、大便溏薄、月经过多为崩并结合气虚证为辨证要点。

4. 心肺气虚证　是指心气虚弱，血行不畅，肺气不足，痰浊内阻的证候。临床可见心悸喘促，咳嗽胸闷，咳痰清稀，自汗频作，动则尤甚，神疲体倦，面色㿠白或暗滞，甚则唇甲、舌质紫黯或瘀斑，脉细弱或结代。其中以心悸咳喘，唇甲青紫并结合气虚证为辨证要点。

5. 肝脾失调证　是指肝气失于疏泄，脾气失于健运的证候。临床可见胸胁胀满疼痛，时时太息，精神抑郁，情志焦虑，或急躁易怒，饮食不思，脘腹作胀，大便溏薄，肠鸣矢气，舌苔白，脉弦滑。其中以胸胁闷胀、精神抑郁并结合气滞证为辨证要点。

6. 肝胃不和证　是指肝气郁结，横逆犯胃的证候。临床可见两胁不舒，胃脘胀痛，嗳气呃逆，吞酸嘈杂，恶心呕吐，每因情志不遂时尤为明显，苔白或薄黄，脉象多弦。其中以两胁不舒、胃脘胀痛、嗳气时作并结合气郁证为辨证要点。

7. 肝火犯肺证　又称木火刑金证，是指肝火过旺，刑伐肺阴的证候。临床可见急躁易怒，胸胁疼痛，咳嗽阵作，甚则痰中带血，舌红苔黄，脉象弦数。其中以急躁易怒、咳嗽痰中带血并结合气火证为辨证要点。

8. 肝肾阴虚证　是指肝肾阴亏，虚火偏旺的证候。临床可见头目眩晕，耳鸣耳聋，咽干口燥，腰膝酸软，五心烦热，颧红盗汗，男子遗精，女子经血量少，舌红少苔，脉细弦数。其中以眩晕、耳鸣、五心烦热并结合阴虚证为辨证要点。

9. 肝胆湿热证   是指湿热阻于肝胆，气机不畅证候。临床可见两目、皮肤发黄，黄色鲜明，胁痛口苦，恶心呕吐，食少腹胀，舌苔黄腻，脉象弦数。其中以目黄身黄、呕恶少食并结合湿热证为辨证要点。

10. 肺肾阴虚证   是指肺肾阴亏，虚火内扰的证候。临床可见咳嗽少痰，或痰中带血，口燥咽干，声音嘶哑，五心烦热，颧红潮热，男子遗精，女子月经不调，舌红少苔，脉象细数。其中以咳嗽痰血、梦遗滑精并结合阴虚证为辨证要点。

11. 肺肾气虚证   是指肺气虚弱，肾虚不纳的证候。临床可见喘促短气，呼多吸少，动则尤甚，张口抬肩，或声低气怯，形寒怯冷，阳痿早泄，舌淡胖，脉微弱。其中以喘促气短、呼多吸少并结合气虚证为辨证要点。

12. 脾肺气虚证   是指脾气亏损，肺气不足的证候。临床可见短气乏力，咳喘多痰稀白，饮食减少，腹胀便溏，甚则面浮足肿，舌淡苔白，脉象细弱。其中以短气乏力、咳喘多痰稀白并结合气虚证为辨证要点。

13. 脾肾阳虚证   是指脾肾阳虚，内寒偏胜的证候。临床可见面色苍白或㿠白，畏寒肢冷，下利清谷或五更泄泻，或面浮肢肿，腰酸膝软，少腹冷痛，小便清长，舌淡胖、苔白滑，脉象沉迟。其中以下利清谷，或五更泄泻并结合阳虚证为辨证要点。

第三节　气血津液重点辨证

气血津液，是人体生命活动的重要物质基础。气血津液辨证，即是分析气、血、津液的病理变化，并辨识其不同的证候。气血津液病变与脏腑病变有着密切联系，两者往往相互影响，互为因果。所以气血津液病变还可以反映脏腑的病变。

一、气的辨证

气的辨证主要分为气虚证、气滞证、气逆证和气陷证。

1.气虚证　是指脏腑功能衰退，机体抗病能力低下的证候。临床可见倦怠乏力，萎靡不振，头目眩晕，语声低怯，自汗短气，动则加剧，舌淡苔白，脉象虚软。

2.气滞证　又称气结证、气郁证，是指脏腑功能运行不畅，气机阻滞的证候。临床可见胸胁脘腹等处胀闷或疼痛，其疼痛以胀痛、窜痛、攻痛为多见，时轻时重，部位不固定，按之无形块，痛胀时常随嗳气、肠鸣、矢气等减轻，或症状随情绪变化而增减，舌苔薄白或薄黄，脉多弦象。

气滞证以肝郁气滞、胃肠气滞为多见，亦有躯体经络阻滞证，时有肌肉经络游走不定之胀痛。

3.气逆证　是指脏腑气机上升太过或气机应向下而反向上的证候。气逆证常见于肺、胃、肝、肾等脏腑为病。如肺气上逆，临床常见咳嗽气喘；胃气上逆则多见呃逆、嗳气、恶心呕吐；肝气升发太过，可见头痛、眩晕、奔豚、昏厥呕血；肾气上逆，可见喘促频作、精神衰惫。

4.气陷证 是指脏腑功能衰弱，气机上升运动无力，反致陷下的证候。临床多称中气下陷或称脾气下陷，症见眩晕，短气，乏力，脘腹重坠作胀，或久泻脱肛，子宫下垂等，舌淡苔白，脉象多虚或弱。

二、血的辨证

血的辨证主要分为血虚证、血脱证和瘀血证。

1.血虚证 是指血液不足，脏腑失其濡养，机体功能减退的证候。临床可见面色无华或萎黄，口唇爪甲淡白，头晕眼花，心悸少眠，手足麻木，女子月经量少，愆期或经闭，舌质淡，脉细无力。

血虚证与心、肝、脾三脏病变有密切关系，心不能主血，肝不能藏血，脾不能统血，就可引发血病。

2.血脱证 亦属血虚证范畴。血脱证又称脱血证，是指大量失血，血脉空虚的证候。临床常见于呕血、便血、崩漏、外伤失血，或长期出血，为血虚进一步的发展，症见面色苍白，眩晕，心悸，舌色枯白，脉微欲绝或芤，由血脱可致气脱，直至亡阳，危及生命。

3.瘀血证 是指血液运行不畅，阻滞于脏腑经脉，或已离开血脉而未及时排出体外所致的证候。临床可见局部肿胀疼痛，痛如针刺，夜间加甚，痛处固定，或肿块、出血、肌肤甲错，或口干但欲漱水不欲咽，或面色晦暗，口唇爪甲青紫，舌质紫黯或有瘀斑，脉多涩象。

瘀血与血瘀的概念有所不同，瘀血似属证候，血瘀状如病理变化，但两者有着不可分离的致密关联。因血瘀病变部位不同，如心血瘀阻为病，则见心痛、胸闷；肺血瘀为病，则胸闷胀、咳喘；肝血瘀为病，则胁痛癥块；胃脘血瘀为病，则脘痛、呕血、便血；胞宫血瘀为病，则少腹疼痛、月经不调、崩漏、经血色紫有块等。

三、津液辨证

津液辨证主要分为津液亏虚证、痰证、饮证和水停证。

1. 津液亏虚证　是指体内津液不足，脏腑、官窍等失却滋润濡养的证候。但津亏与液脱有所不同，若津液损伤程度较轻，仅水分丢失者，一般称为伤津或津亏；如津液损伤程度较重，水分及某些精微物质均已损伤者，一般称为液耗或液脱。津液亏虚的临床表现，主要为口、鼻、唇、舌、咽喉、皮肤等干燥，口渴欲饮水，大便干，小便短少而黄，甚则皮肤枯瘪，眼球深陷，舌红少津，脉象细数。

2. 痰证　是指体内水液停聚凝结成一种黏稠的病理产物的证候。形成痰的原因与病机，大都与外感六淫、七情刺激、饮食不当、劳逸失调，累及肺、脾、肾等脏器的功能所致。临床可见咳嗽痰多，痰质黏稠，胸脘痞闷，呕恶纳呆，或头目眩晕，形体肥胖，或神昏而喉中痰鸣，或神志错乱而为癫、狂、痴、痫，或某些部位出现圆滑柔韧的包块，如瘰疬、瘿瘤、乳癖等，舌苔多腻，脉象多滑。

3. 饮证 是指体内水液停聚而转化成一种较痰清稀、较水浑浊的病理性产物的证候。由于饮邪常停聚于不同部位，或胃肠，或心肺，或胸胁，故临床表现不尽相同，如饮停胃肠，则见脘腹痞胀，水声辘辘，呕吐稀涎清水；饮停心包或肺脏，则多见胸闷心悸，咳吐清稀痰涎，或喉中哮鸣；饮停胸胁，则常见胸胁满胀，支撑疼痛，转侧痛增；饮阻清阳，则可见头重，头晕，呕吐；饮邪之舌脉，质多淡，苔多滑，脉多弦。

4. 水停证 是指水液因气化失常而停聚，其质清稀，流动性大的病理产物的证候。水停的病因病机，既有外邪侵袭，亦有正气亏虚，总关肺、脾、肾气化失司所致。如风邪外袭，肺失宣降，上窍不开而水道不通；或因湿邪内阻，脾胃运化失调，以致水液停聚；或因房劳伤肾，或久病肾虚，致肾气命火不能气化水液，而使水液泛滥。此外，瘀血内阻，经脉不利，亦可影响水液的运行，使水蓄腹腔等部位，而成血瘀水停。临床常见的水停证有风水相搏、脾虚水泛、肾虚水泛和水气凌心等证。

第四节　天癸四至新法辨证

"天癸"其名及其简要生理功能始见于《素问·上古天真论》。天癸学说则见于拙作《天癸病论与临床》（由人民卫生出版社 2011 年 5 月出版)。天癸学说与藏象学说有所不同，天癸学说以脑—肾为机轴，上至于脑，下至癸水，联系脏腑，统领全身。藏象学说将人体各种功能都分配至脏腑，如心主血脉和主神志，又将喜、怒、忧、思、恐五种情志分归于五脏，心生喜，肝生怒，肺生忧，脾生思，肾生恐，实际上情志思维为脑所产生。天癸，用通俗之说，可包括西医学的内分泌系统、神经系统、免疫系统、代谢系统、生殖系统等。

天癸的功能，可归纳为四个方面。一为至神天癸，其功用：①主宰各种天癸的化生和调节，又能协调五脏六腑、气血百脉的功能，维持正常的生命活动；②调控情志，活跃思维，增强记忆，改善睡眠；③悦脾理胃，增进饮食；④增强体质，提高抗病能力；⑤调控生长发育，延缓衰老。二为至气天癸，其功用：①促进脏腑、四肢百骸、筋骨血脉有序保持健壮；②促进元气不断化生，使幼者不致生长发育迟缓，长者不致体弱早衰；③升发阳气，消除阴寒，调控水液转运输布；④促进至液天癸不断化生，使至液充足。三为至液天癸，其功用：①促进气血不断生化，不致引起脏腑虚损；②促进津液输布有序，不致水液泌别失常；③调控阳气升发，不致使阳气升发太过；④能滋养天癸之腑，以濡润至神、至气、至精天癸。四为至精天癸，有阳精和阴精之分。阳精功用：①促进男性生殖器官的生长发育，并维持其成熟状态；②产生精子，生育后代；③振奋阳气，壮骨丰肌；④抑制或平调天癸阴精，保持至精阴阳平衡；⑤益肾生精，补髓生血；⑥悦脾醒胃，促进饮食。阴精功用：①促进女性生殖器官的生长发育，并维持其成熟状态；②调和肝脉，通畅胃脉，充盈气血，司调月经，丰满乳房；③产生卵子，孕育后代；④抑制或平调天癸阳精，保持至精阴阳平衡。

一、至神天癸辨证

至神天癸辨证，主要分为至神阴虚证、至神阳虚证、至神阳热证、至神阳亢证、至神抑郁证、至神窍闭证和至神厌食证。

1. 至神阴虚证　是指髓脑不足，阴液已亏，虚火内扰的证候。临床可见头目眩晕，两耳蝉鸣，记忆减退，咽干口燥，或虚烦少眠，便结溲黄，舌红苔光，脉细弦数。其中以眩晕、耳鸣、健忘并结合阴虚证为辨证要点。

2. 至神阳虚证　是指髓脑虚弱，阳气不足的证候。临床可见面色苍白，精神衰疲，畏寒怯冷，四肢不温，眩晕耳鸣，脑户觉冷，嗜睡，表情淡漠，少言声低，记忆衰减，或面浮跗肿，舌苔白滑、质多黯红或青紫或胖淡，脉多沉细尺弱。其中以精神衰疲、嗜睡、记忆衰减并结合阳虚证为辨证要点。

3. 至神阳热证　是指阳热郁火内盛的证候。临床可见心烦易怒，不寐，或寐后乱梦纷扰，梦境险恶，多见阳物，胸闷不舒，难以名状，似懊恢非懊恢，似怫郁非怫郁，或怵惕不安，或悲观失望，口苦而干，舌尖边深红，苔多黄糙，脉寸关弦滑，尺多呈沉。其中以心烦易怒、不寐、噩梦、胸闷怫郁并结合阳热证为辨证要点。

4. 至神阳亢证　是指风阳扰动，惊悸不宁的证候。临床可见颜面潮红，头目眩晕，惊悸不安，烦躁不寐，或风痫，癫狂，甚则神志昏糊，舌红苔黄，脉多弦数不静。其中以颜面潮红、惊悸不安并结合风阳内动证为辨证要点。

5. 至神抑郁证　是指至神郁结，情志不畅的证候。临床可见胸中怫郁，或焦虑不安，或忧愁悲观，寡言少语，或胸痞异常，似塞非塞，似怵非怵，或胆怯恐惧，或少眠多梦，舌苔薄白，脉弦滑。其中以胸中怫郁、焦虑不安并结合肝胆失疏证为辨证要点。

6. 至神窍闭证　是指脑窍闭阻，神机蒙蔽的证候。临床可见神志时昧时清，或反应迟钝，记忆锐减，或近事渐易忘，远事能回忆，畏寒神怠，或躁烦不安，不时喃喃自语，舌淡黯、苔多白，脉沉缓或革象。其中以时昧时清、反应迟钝、记忆锐减等为主要辨证要点。

7. 至神厌食证　是指天癸至神失调的证候。临床可见长期不思饮食，甚至厌恶饮食，形体消瘦，重者骨瘦如柴，少言寡语，怫郁不乐，或心烦不宁，焦虑不安，畏寒怯冷，大便秘结，或伴浮肿。多见于青年女性，后期可出现月经停闭，而男性者常可见阳痿和不育。舌苔薄白，脉细弱或弦滑。其中以厌食日久、形体消瘦、少言寡语、怫郁不乐并结合气血不足证为辨证要点。

二、至气天癸辨证

至气天癸辨证，主要分为至气不足证、至气阳虚证、至气失升证和至气失降证。

1. 至气不足证 是指至气天癸气虚兼阴伤的证候。临床可见精神疲惫，面色㿠白或萎黄，形体瘦小，外貌苍老，状如发育不良，舌体瘦小而薄或舌胖大而嫩、少苔近光，脉象虚弱。其中以精神疲惫、形体瘦小、外貌苍老、状如发育不良等为主要辨证要点。

2. 至气阳虚证 是指至气天癸阳气亏损的证候。临床可见精神衰惫，畏寒怯冷，面色苍白，语声低沉，情绪低落，嗜睡蜷卧，二便失常，大便或溏或结，小便或频多或量少，舌淡或青紫，脉多细微。其中以精神衰惫、畏寒怯冷、面色苍白、嗜睡蜷卧等为主要辨证要点。

3. 至气失升证 是指至气天癸不能上升反而下降的证候。临床可见头重昏痛，神困体乏，身重肢酸，懒言少气，嗜睡，饮食少思，或面浮跗肿，便溏尿少，舌淡苔白，脉象濡缓。其中以头重、身重、神困体乏、懒言少气等为主要辨证要点。

4. 至气失降证 是指至气天癸不能下降反而上升的证候。临床可见胸脘痞闷，腹中有气上冲，或嗳气频作，或呕恶吞酸，或呕泛痰涎，或呃逆常作，或腹胀腹痛，舌苔白腻，脉多沉滑而弦。其中以胸脘痞闷、腹中有气上冲等为主要辨证要点。

三、至液天癸辨证

至液天癸辨证，主要分为至液阴虚内热证、至液阴阳两虚证、至液不利证和至液壅闭证。

1. 至液阴虚内热证 是指至液不足，虚热内扰的证候。临床可见形体瘦弱，头晕目涩，耳鸣腰酸，健忘，心烦不安，口干咽燥，或潮热盗汗，青少年生长缓慢，中老年早衰，精神疲乏，舌红无津，脉象细数。其中以形瘦、目干、口燥等为主要辨证要点。

2. 至液阴阳两虚证 是指至液天癸阴阳两虚的证候。临床可见皮肤干燥，眼目干涩，精神衰惫，畏寒怯冷，下肢尤甚，面色苍白，舌淡少津，脉沉缓，尺部细微。其中以肤干、目干、怯寒肢冷、舌上少津为主要辨证要点。

3. 至液不利证 是指至液调控水液失常的证候。临床可见面浮跗肿，小便量少，身重肢倦，形体肥胖，大便濡软，舌苔薄白，脉濡缓。其中以面浮跗肿、小便量少等为主要辨证要点。

4. 至液壅闭证 是指至液调节水液失常，气机不畅的证候。临床可见胸腹疼痛，大便秘结，或解而不畅，肠中燥矢成粒，舌苔黄白相兼，糙腻并存，脉多沉实。其中以胸腹疼痛、大便秘结、舌苔糙腻夹杂为主要辨证要点。

四 、至精天癸辨证

至精天癸辨证，有阳精与阴精之分。具体可分阳精阴亏证、阳精阳弱证、阳精热毒证、阳精寒毒证、阴精阴虚证、阴精阳虚证、阴精热毒证和阴精寒毒证。

1. 阳精阴亏证　是指阳精不足而又有阴虚内热的证候。临床可见男子精神不振，形体瘦弱，腰膝酸软，早泄，阳痿，不育，头晕，耳鸣，情绪紧张或抑郁不乐，小便短黄，或余沥不尽，舌红苔净近光，脉细弦尺弱。其中以男子精神不振、早泄、阳痿、不育、舌红脉弦尺弱等为主要辨证要点。

2. 阳精阳弱证　是指阳精不足而又有阳虚寒盛的证候。临床可见男子精神衰惫，多见于中老年患者，畏寒怯冷，手足不温，头脑觉冷，阳痿早泄，阴器寒冷，精冷不育，面色苍白或黧黑，小便频多，夜尿尤甚，舌淡苔白，脉沉尺弱。其中以男子精神衰惫、畏寒怯冷、阳痿早泄、舌淡脉弱等为主要辨证要点。

3. 阳精热毒证　是指阳精过甚，热毒内生的证候。临床可见皮肤粗厚，性欲旺盛，心烦急躁，口干唇红，面部痤疮，甚至连及胸背，女子还可出现体毛增多，月经不调，甚至经闭不孕，舌多紫红，脉多弦数。其中以皮肤粗厚、面部痤疮、心烦急躁、女子体毛增多、月经不调、舌红脉数等为主要辨证要点。

4. 阳精寒毒证　是指阳精阴寒，气血阻滞，毒邪内生的证候。临床可见形体肥胖，腰腹觉冷，皮肤粗厚，痤疮反复不已，疹色紫红，多毛，以性毛为主，女性尚有上唇细须，并有月经不调，经行推迟，甚至经闭不孕，舌多淡紫，脉弦或涩。其中以形体肥胖、腰腹觉冷、痤疮不已、多毛、舌淡紫、脉弦涩等为主要辨证要点。

5. 阴精阴虚证　是指阴精天癸不足，而又有阴液亏损，虚热内扰的证候。临床可见女性精神不振，口干咽燥，手足心热，月经延后，经量减少，甚至经闭不孕，白带甚少，阴户觉干，性欲减退，舌红苔光，脉象细数。其中以女性精神不振、月经延后或经闭不孕、白带甚少、阴户觉干、性欲减退、手足心热、舌红苔光、脉细数等为主要辨证要点。

6. 阴精阳虚证　是指阴精天癸不足，而又有阳气虚弱，寒邪内阻的证候。临床可见女性精神衰疲，脑户觉冷，月经延后，经量减少，甚至经闭不潮，经久不孕，白带减少，阴户干涩，或阴中及小腹有冷感，性欲减退，甚至无性欲，怯冷畏寒，面色无华，舌淡苔白，脉沉细尺弱。其中以月经延后、经量减少，甚至经闭不潮、白带减少、阴户干涩、性欲减退、舌淡脉弱等为主要辨证要点。

7. 阴精热毒证　是指阴精天癸过多，久郁化毒，气血互阻的证候。临床可见女子痛经不已，或月经过多，色紫有块（近似西医学所称的子宫肌瘤、子宫内膜异位症及生殖系其他病变），兼有口干唇燥，便结溲赤，白带量多色黄，舌红苔黄，脉象弦数。其中以痛经不已、经量较多、色紫有块、带多色黄、舌红苔黄、脉弦数等为主要辨证要点。

8.阴精寒毒证　是指阴精天癸太过，阴寒内生，寒从毒化，气血交结的证候。临床可见女子痛经，经久不愈，或月经过多，色紫有块，或经量较少，血下不畅，小腹冷痛（近似西医学所称的子宫肌瘤或子宫内膜异位症等病），兼有形体肥胖，口淡不渴，白带绵下，舌淡紫，脉沉缓。其中以痛经血下不畅、小腹寒冷、舌淡紫、脉沉缓为主要辨证要点。

第五章　辨病大意

中医辨证、辨病之称谓，向有指称，但辨病尚少盛行，大都以辨证笼统言之。实际上辨证与辨病有所不同。辨病是追踪病因，以病因辨治为主；辨证是抓住病机，以病机辨治为主。临证辨病中常兼用辨证，辨证中亦兼用辨病，灵活使用。

广义急性热病辨病，有伤寒论六经辨病，《伤寒论》原序说："余宗族素多，向余二百。建安纪年以来，犹未十稔，其死亡者，三分有二，伤寒十居其七。"说明伤寒在东汉时为烈性传染病。其次，后世还有温病卫气营血辨病、温热病三焦辨病，此外拙作还论有毒病四层辨病（见《毒证论》，中国中医药出版社 2012 年 1 月出版），亦可用于辨病和辨证。

第一节　伤寒六经辨病

据《伤寒论》原序说，撰写此书时张仲景参考了"《素问》《九卷》《八十一难》《阴阳大论》"等古籍，故不少后世医家认为张仲景依据《素问·热论》六经分证，并联系临床实践，而创立了以外感伤寒病因为主的辨病并结合辨证的方法。但宋刻《伤寒论》序说："伊尹以元圣之才，撰用《神农本草》，以为《汤液》。汉张仲景论广《汤液》，为十数卷，用之多验……是仲景本伊尹之法，伊尹本神农之经。"所以，有怀疑者认为《伤寒论》的原序是否仲景自撰的，仲景六经辨证是否参考《素问·热论》分类的，皆有待于探讨。

一、伤寒太阳病辨

伤寒太阳病，是指外感伤寒病邪，侵袭肌表或入膀胱之腑。病因寒甚兼风，病位在肌表或循经入膀胱之腑。故有太阳经证和太阳腑证之分。

1. 太阳经证　是指伤寒风寒病邪侵袭肌表，邪正相争，营卫失和的证候。临床可见恶寒、头项强痛、脉浮。由于邪气轻重和个体差异，太阳经证中又有太阳伤寒和太阳中风之别。

（1）太阳伤寒　是指以寒邪为主侵袭太阳经脉，以致卫阳被遏，营阴郁滞的证候。临床可见恶寒，发热，头项、肢体疼痛，无汗而喘，脉浮紧。其中以无汗、头身疼痛、脉浮紧为辨证要点。

（2）太阳中风　是指以风邪为主侵袭太阳经脉，以致卫强营弱的证候。临床可见发热，恶风，自汗出，脉浮缓，或见鼻鸣，干呕。其中以恶风、汗出、脉浮缓为辨证要点。

2. 太阳腑证　是指太阳经证未解，又内传于膀胱之腑的证候。其临床可分蓄水与蓄血两种。

（1）太阳蓄水　是指太阳经证未解，邪热内传膀胱之腑，与水互结，气化失常，水液停蓄的证候。临床可见发热，恶寒，少腹满，小便不利，消渴，或水入即吐，脉浮或浮数。其中以发热、恶寒与少腹满、小便不利为辨证要点。

（2）太阳蓄血　是指太阳经证未解，邪热内传，与血互结于下焦的证候。临床可见少腹急结或胀满，小便自利，如狂或发狂，善忘，大便色黑如漆，脉或沉涩或沉结。其中以少腹急胀、小便自利、如狂便黑为辨证要点。

二、伤寒阳明病辨

伤寒阳明病，是指伤寒病邪热化，病变发展，阳热亢盛，胃肠燥热的证候。临床可见身热，不恶寒，反恶热，汗自出，脉大。阳明病又有阳明经证与阳明腑证之不同。

1. 阳明经证　是指邪热亢盛，充斥阳明之经，弥漫全身，肠中糟粕尚未结成燥屎的证候。临床可见身大热，汗大出，口大渴，烦躁不安，气粗面赤，舌苔黄燥，脉象洪大。其中以大热、大汗、大渴、脉洪大为辨证要点。

2. 阳明腑证　是指邪热内入阳明之腑，与肠中糟粕相搏，燥屎内结之证候。临床可见日晡潮热，手足濈然汗出，脐腹胀满疼痛，痛时拒按，大便秘结不通，甚则神昏谵语，舌苔黄厚干燥，或起芒刺，甚至苔焦黑干裂，脉沉实或滑数。其中以日晡潮热、手足濈然汗出、脐腹胀痛、大便秘结、苔黄厚燥、脉沉实为辨证要点。

三、伤寒少阳病辨

伤寒少阳病，是指邪犯少阳，既不完全在表，又未完全入里，处于半表半里的证候。临床可见口苦，咽干，目眩，寒热往来，胸胁苦满，嘿嘿不欲饮食，心烦喜呕，脉弦。其中以寒热往来、胸胁苦满、脉弦为辨证要点。

四、伤寒太阴病辨

伤寒太阴病，是指脾阳虚衰，邪从寒化，寒湿内生的证候。临床可见腹满而吐，食不下，时腹自痛，自利，口不渴，四肢欠温，舌苔白腻，脉沉缓弱。其中以腹满时痛、自利、口不渴并结合虚寒证为辨证要点。

五、伤寒少阴病辨

伤寒少阴病，是伤寒六经病变之后期，常呈现全身性虚弱的证候。其病位常责之于心、肾二脏。临床表现又有从阴寒化、从阳热化两类。

1. 少阴寒化证 是指阳气虚衰，病邪入内，从阴化寒，阴寒独盛的虚寒证候。临床可见畏寒，但欲寐，四肢厥冷，下利清谷，脉微细欲绝。其中以畏寒、肢冷、下利、脉微为辨证要点。

2. 少阴热化证 是指阴虚阳亢，病邪入内，从阳化热的虚热证候。临床可见心烦，失眠，口燥咽干或咽痛，舌红而干，脉细数。其中以心烦失眠、口燥咽干、舌红少津、脉细数为辨证要点。

六、伤寒厥阴病辨

伤寒厥阴病，是伤寒病传变的较后期阶段，可出现多种复杂病变，如阴阳对峙、寒热交错、厥热胜复等证候。临床可见消渴，气上撞心，心中疼热，饥而不欲食，食则吐蛔。

厥阴病，为足厥阴肝经属肝络胆而夹胃，故厥阴病多以肝、胆、胃的病状为主。邪入厥阴，阴阳交争，寒热错杂。阳热趋上，灼劫阴津，则消渴；肝热上逆，气冲心胸，则心中疼热；阴寒趋下，脾胃虚弱，肝气相乘，胃失和降，则饥不欲食，强食则吐，甚至吐蛔。

第二节　温病卫气营血辨病

温病卫气营血辨病，是清代叶天士在其所著的《温热论》一书中以探讨多种温病的由来，以卫气营血分析温病的发病原因、病理变化、证候分类，达到以辨病明因为主，结合辨证明理为辅。初观卫气营血为温病辨证方法，但仔细研究是借以类证探因。所以卫气营血不是单纯的辨证，而是具有丰富内涵的辨病。

一、温热卫分病辨

温病卫分病，是指温热之邪侵犯肌表，卫分失常，肺失宣通的证候。临床可见发热，微恶风寒，头疼，咳嗽，口渴，咽痛，舌尖边红，脉象浮数。其中以发热、微恶风寒、咽痛、舌尖边红、脉浮数为辨证要点。

二、温病气分病辨

温病气分病，是指温热之邪内传入里，正足邪实，阳热亢盛的证候。临床表现广泛，可见发热，不恶寒，反恶热，口渴，汗出，舌红苔黄，脉滑数。或兼咳嗽，胸痛，痰稠色黄；或兼躁烦不安，心神不宁；或兼潮红，腹胀疼痛，拒按，大便秘结或利下稀水；或兼谵语，狂乱；或兼口苦胁痛，干呕等。其中气分病以但发热、不恶寒、反恶热、舌红苔黄、脉数有力为辨证要点，再根据兼证可进而判断何脏何腑为病。

三、温病营分病辨

温病营分病，是指温热病邪内陷，营阴被灼，心神被扰的证候。临床可见身热夜甚，口不甚渴，心烦不寐，甚或神昏谵语，斑疹隐隐，舌质红绛无苔，脉象细数。其中以身热夜甚、心烦神昏、斑疹隐隐、舌绛红、脉细数为辨证要点。

四、温病血分病辨

温病血分病，是指病邪深入阴血，导致动血、耗血、动风的证候。血分病是温热病发展过程中最为深重的阶段。其病变罹及心、肝、肾三脏。临床可见身热夜甚，躁扰不宁，或昏狂谵语，斑疹紫黯，吐血，衄血，便血，尿血，舌质深绛，脉象细数；或见抽搐，颈项强直，角弓反张，牙关紧闭，四肢厥冷；或见低热，朝凉暮热，五心烦热，神疲欲寐，形瘦耳聋；或见手足蠕动、瘛疭等。

血分病临床见症虽多，但不外热盛动血、热盛动风、热伤阴血等数类见症。其中以身热夜甚、昏狂谵语、斑疹紫黯、出血动风、舌质深绛、脉象细数为血分病辨证要点。

第三节　温热病三焦辨病

温热病三焦辨病，是清代吴瑭根据《内经》《难经》及前贤有关三焦的论述，将外感温热病分为上、中、下三焦病，借以阐明温热病的发病原因、病理变化、临床表现及其传变规律。上焦病，以温热之邪，侵犯手太阴肺经和手厥阴心包经。手太阴肺经为病多属温热病初起阶段，手厥阴心包经为病多属肺经温热之邪内陷心包为患。中焦病，以温热之邪，侵犯足阳明胃经和足太阴脾经。足阳明胃主燥，多表现为里热燥实证；足太阴脾主湿，多表现为湿温证。下焦病，多为足少阴肾经和足厥阴肝经为病，多属肝肾阴虚，为温热病的末期阶段。

温热病的三焦辨病与温病的卫气营血辨病都是温病中的辨病与辨证方法，且二者最后都要落实在脏腑上，故二者之间有着密切的联系。亦可以说，三焦辨病中包含了卫气营血辨病的内容；而卫气营血辨病中亦同样包含着三焦所属的脏腑。不过二者又各有所长，其特点就在于卫气营血辨病主要是划分温病浅深轻重的四个阶段；而三焦辨病则着重在划分温热病侵袭人体的三大部位。因此二者之间，既有联系，又有区别，取长补短，才能使温病的辨病与辨证更为完善。

一、温热病上焦病辨

温热病上焦病，是指温热之邪侵袭上焦手太阴肺和手厥阴心包的证候。临床可见发热，微恶风寒，咳嗽，微汗，头痛，口干，舌尖边红，脉浮数；或但热不寒，咳喘，多汗，口渴，苔黄，脉数；甚则神昏谵语或昏愦不语，舌蹇，肢厥，舌质红绛，脉细数。其中上焦病，若邪居肺卫，以发热、微恶风寒、口渴、咳嗽、脉浮数为辨证要点；若邪热入里或逆传心包，则以但热不寒、咳喘汗出、口渴、苔黄，或兼神昏谵语、舌蹇肢厥、舌质红绛为辨证要点。

二、温热病中焦病辨

温热病中焦病，是指温热之邪侵犯中焦脾胃，邪从燥化或湿化的证候。临床可见身热气粗，腹满便秘，口渴饮冷，或神昏谵语，苔黄燥裂，脉实数；或身热不扬，头昏困重，脘腹痞闷，泛恶欲呕，便滞不畅，舌苔黄腻，脉濡数或濡缓。其中中焦病，若邪从燥化为阳明实热证，以身热、腹满、便秘、渴饮、苔黄燥、脉实数为辨证要点；若邪从湿化为太阴湿热证，以身热不扬、脘满泛恶、苔黄腻、脉濡数或缓滑为辨证要点。

三、温热病下焦病辨

温热病下焦病，是指湿热之邪犯及下焦，以劫夺肝肾之阴的证候。临床可见身热颧赤，手足心热甚于手足背，口干咽燥，神倦，耳聋，舌绛少苔，脉虚数；或见手足蠕动，甚则瘛疭，心中憺憺大动，甚或时时欲脱。下焦病以阴虚内热、虚风内动为病变特点；以身热颧红、神倦、耳聋、手足蠕动、舌绛少苔、脉虚数等为辨证要点。

第四节　毒病四层辨病

毒邪引起的毒病甚多，有疫疠毒邪所致的、有六淫毒邪所致的、有七情化毒所致的、有饮食致毒所致的。其中有相互传染的与不相互传染的两大类。如疫疠毒邪、六淫毒邪为相互传染的，甚至可以广泛流行，危害性颇大，称之原毒病邪（简称原毒）；六淫化毒之邪、七情化毒、饮食致毒等，为疾病发展过程所产生病理性毒邪，称之继发性毒邪（简称继毒），一般无传染性，只伤害患者机体，不相互传染。但毒邪为病，有明显的临床特征和病变特征。临床特征常表现为暴发性、剧烈性、危重性、传染性、难治性、顽固性；病变特征，常可见传递迅速、易于恶化、兼火兼热、夹瘀夹痰、入经入络、伤阴伤阳。

毒病四层辨病，大都毒邪致病，先至浮层，次至动层，三至沉层，四至伏层。亦有浮层而直至沉层，动层而直至伏层；亦有由里出外，从伏层而至动层，从沉层而至浮层。总之，以各类病种、各种见症之不同，灵活掌握。浮层者，为毒邪外袭肌表，或伏毒外越肌腠，而成浮层为病；动层者，为邪毒壅盛，变化多端，或原毒入里，或继毒内入，邪正剧争，犹似时病气营之间，六经阳明之病，或似杂病中期阶段；沉层者，为邪毒深入阴分，正虚邪沉，不但易伤阴血，而又耗损元精；伏层者，为毒邪内潜深藏，隐伏于五脏六腑等要害区域，外症虽不剧烈，但危害甚大，不可大意疏忽。

一、毒病浮层病辨

毒病浮层病，是指毒邪外袭肌表或蕴毒外越肌腠的证候。具体可分肺系毒病浮层证、心系毒病浮层证、肝系毒病浮层证、脾胃系毒病浮层证和肾系毒病浮层证。

1.肺系毒病浮层证　可分为以下四种。①寒毒犯肺：症见恶寒多，发热少，咳嗽痰白，语声重浊，头痛如裂，无汗，肌肉筋脉疼痛，苔白腻，脉浮紧。②风毒犯肺：症见恶寒发热，热甚寒微，肌肉酸疼，咽喉红痛，咳嗽痰黄，头脑昏痛，少汗，舌尖红、苔薄黄，脉浮数。③温毒犯肺：症见发病急骤，高热微恶风，筋脉肌肉酸痛，头痛剧烈，咽喉红肿疼痛，咳嗽声浊，口干，舌质红、苔薄黄，脉浮数。④燥毒犯肺：症见突起恶寒发热，热多寒少，无汗，头痛，咽燥口干；或咽喉出现白色伪膜，干燥疼痛，声音嘶哑，有犬吠样咳嗽；或咽喉突然焮红肿痛，吞咽困难，口鼻干燥，舌红、苔白燥，脉浮数。

2. 心系毒病浮层证　可分以下两种。①风湿毒犯心：症见恶寒发热，身重，骨节疼痛，胸闷心悸，舌苔薄黄，脉浮数或兼促结。②温热毒袭心：症见憎寒发热，咽喉焮红疼痛，胸膈不适，或心胸作痛，或心中悸动，舌红苔黄，脉浮数或结代。

3. 肝系毒病浮层证　可分以下三种。①温毒袭肝：症见发热微恶风寒，头脑剧痛，颈项不适，或轻度项强，四肢抽搐，舌红苔黄，脉象浮数。②湿毒恋肝：症见恶寒发热，头痛身重，食欲不振，小便短赤，身目发黄色鲜明，舌苔黄腻，脉浮数或濡数。③风毒入肝：症见发热恶风，头脑剧痛，汗出，项背强急，四肢抽搐，舌质红、苔薄黄，脉浮数或弦数。

4. 脾胃系毒病浮层证　可分以下三种。①风寒毒袭中：症见起病急骤，恶寒发热，头痛，四肢酸痛，脘腹疼痛，呕吐，大便泄泻，肠鸣，苔白腻，脉浮紧。②湿热毒犯中：症见发热恶寒，腹中疼痛，下利频作，粪如黄水，舌苔黄腻，脉象浮数或濡数。③食积毒中阻：症见暴饮暴食后，脘腹疼痛，恶心欲吐，欲吐不能出，欲泻不得泻，烦躁不安，恶寒或发热，或兼头痛，舌苔白黄腻相间，脉浮紧或弦紧。

5. 肾系毒病浮层证　可分以下两种。①风毒犯肾：症见浮肿骤起，小便量少，兼有发热恶风，或咽喉肿痛，微有咳嗽，苔薄黄，脉浮数。②湿毒袭肾：症见通身浮肿，小便量少，或湿疹瘙痒，发热畏寒，舌苔黄白腻相间，脉象弦滑。

二、毒病动层病辨

毒病动层病，是指邪毒壅盛，病变发展较快，或原毒入里，或继毒内入，邪正剧争，犹似时病气营之间、伤寒阳明之病的证候。具体可分肺系毒病动层证、心系毒病动层证、肝系毒病动层证、脾胃系毒病动层证和肾系毒病动层证。

1. 肺系毒病动层证　可分以下四种。①痰火毒壅肺：症见咳嗽气急，身热汗出，面色潮红，魄烦不安，胸络疼痛，或鼻翼扇动，咳痰黄稠，或痰中带血，或脓痰腥臭，舌质红、苔黄燥，脉滑数。②郁火毒腐肺：症见咳嗽频作，咳吐脓痰，或痰血相兼，腥臭异常，胸痛气喘，颜面潮红，口干神烦，大便秘结，舌红苔黄，脉滑数。③痰瘀毒阻肺：症见咳嗽气喘，胸胁刺痛，咳痰不爽，身热时作，神魄不安，舌红微紫，脉弦数或滑数。④水浊毒贮肺：症见咳嗽气喘，不得平卧，咳痰白沫，神魄不安，胸胁疼痛，反复不愈，或兼面目浮肿，微有寒热，舌苔白滑腻，脉弦滑。

2. 心系毒病动层证　可分以下三种。①热毒犯心：症见神昏谵语，或昏愦不语，或烦躁不安，壮热不退，四肢厥冷，口唇干燥，小便短赤，舌质红绛，脉象滑数。②浊毒蒙蔽心窍：

症见神志似清似昧，或神态痴呆，语言错乱，面色垢滞，身热不扬，胸闷恶心，或喉中痰声辘辘，舌苔白腻或灰腻或厚黄腻，脉濡数或沉滑。③痰瘀酿毒扰心：症见心胸疼痛，如刺如绞，或痛引于肩，或牵连肩背，心悸气短，或心烦不安，甚则狂躁妄动，舌质紫黯，脉弦涩或结代。

3. 肝系毒病动层证　可分以下三种。①温（火）毒内陷淫肝：症见身体灼热，头疼如裂，颈项强直，四肢抽搐，昏迷惊厥，舌质红绛、苔黄干燥，脉象弦数。②湿热毒壅肝：症见黄疸急起，迅即加深，烦躁不安，高热口渴，呕吐时作，脘腹胀痛，大便秘结，小便短赤，舌尖边红、苔厚黄糙，脉象弦数。③寒湿毒阻肝：症见阴黄日久，黄色晦暗，脘腹痞胀，食欲减退，身重困倦，四肢不温，大便溏薄，舌淡胖、苔白腻，脉沉缓。

4. 脾胃系毒病动层证　可分以下两种。①脾胃火毒内炽：症见憎寒高热，满口赤烂，灼热疼痛，干渴口臭，苔黄厚燥，脉象滑数。②胃肠热毒壅盛：症见呕吐恶心，痢下脓血，色呈紫红，腹痛剧烈，里急后重，高热口渴，烦躁不安，亦有未见下痢或下痢不重，仅见呕恶、腹痛、腹皮胀急，壮热口渴，神昏谵语者，舌质红、苔黄燥，脉弦数或沉疾。

5. 肾系毒病动层证　可分以下三种。①肾经热毒壅阻：症见浮肿下肢为甚，小便量少，尿色深黄或血尿，或腰部疼痛，口干苦，大便结，舌质红、苔黄少津，脉滑数。②肾中湿毒内壅：症见浮肿以下肢为明显，按之没指，面色苍白灰暗，胸腹满胀，小便不利，不思饮食，舌质淡、苔白腻，脉沉缓。③肾腑火毒内炽：症见病起急骤，尿痛尿频，量少赤色，或血尿，或尿道口灼痛，寒战高热，烦躁不安，口渴咽干，大便秘结，舌红绛、苔黄燥，脉滑数或弦数。

三、毒病沉层病辨

毒病沉层病，是指邪毒深入阴分，正虚邪沉，不但易伤阴血，又能耗损元精的证候。具体可分肺系毒病沉层证、心系毒病沉层证、肝系毒病沉层证、脾胃系毒病沉层证和肾系毒病沉层证。

1. 肺系毒病沉层证　可分以下两种。①热毒深入肺阴受伤：症见身热昼轻夜甚，午后两颧绯红，咳嗽少痰，或干咳无痰，咳时或有气促，胸胁隐痛，口干咽燥，大便偏结，舌红苔光少津，脉细滑数。②浊毒沉内肺气亏损：症见咳嗽反复不愈，咳痰浊腻，胸闷气喘，语音低沉，舌淡胖或浅紫、苔白滑腻，脉沉滑少力。

2. 心系毒病沉层证　可分以下两种。①热毒内攻心阴耗伤：症见心悸时作，心烦少寐，或胸闷气促，口干咽燥，或兼盗汗，舌质红、苔黄干，脉数而促。②寒毒内居心气虚损：症见心悸怔忡反复不愈，胸闷气短，或胸痛，神困体倦，舌淡紫，脉缓或结。

3. 肝系毒病沉层证　可分以下两种。①热毒深踞肝阴受伤：症见身热不退，项背强急，四肢抽搐，神昏谵语，或黄疸如赤金色，衄血便血，斑疹显露，舌质红绛，脉弦细数。②湿毒沉蕴肝血瘀阻：症见黄疸晦暗，面色黧黑，胁下癥块作痛，脘腹痞胀，或头痛如刺，痛有定处，项背强急，四肢抽搐，舌质紫黯、边有紫斑，脉象弦涩。

4. 脾胃系毒病沉层证　可分以下两种。①热毒内入脾胃阴伤：症见口干唇红，不思饮食，肌肤干燥，形体消瘦，手足心热，大便干燥，舌质红、苔光干，脉细数。②湿毒内滞脾胃气虚：症见脘腹痞胀，经久不愈，大便不实，解而不爽，饮食衰减，神疲乏力，舌质胖、苔白腻，脉濡缓。

5. 肾系毒病沉层证　可分以下两种。①热毒内侵肾阴耗损：症见头晕耳鸣，午后颧红，盗汗，腰膝酸软，性情急躁，或梦遗，小便短赤，或下肢浮肿，舌质红、苔光剥，脉细数。②浊毒内停肾气受伤：症见头目眩晕，耳中蝉鸣，畏寒怯冷，腰膝软弱，面色灰白，四肢不温，或水肿反复发作，迁延不愈，小便量少，舌质淡、苔白腻，脉沉细。

四、毒病伏层病辨

毒病伏层病，是指毒邪内潜深藏，隐伏于脏腑要害之区，外症虽不剧烈，但发作时危害极大的证候。具体可分肺系毒病伏层证、心系毒病伏层证、肝系毒病伏层证、脾胃系毒病伏层证和肾系毒病伏层证。

1. 肺系毒病伏层证　大都症状均不十分明显或剧烈，应以病因为辨证依据。如气阴少复，余毒内伏，症见低热反复不退或无身热，咳嗽少痰，夜间盗汗，或胸膈烦闷，或胸络作痛，咽干口燥，舌尖红、苔光剥，脉小带数；或如肺气不足，痰浊毒邪内阻，症见咳嗽痰白，咳时喘促，或无明显症状，舌多淡胖，脉小滑少力。

2. 心系毒病伏层证 大都气阴不足，毒邪内伏，症见偶有心悸胸闷，神疲乏力，舌质较淡，脉细数或结代；或兼心阳不足者，可见气短，心悸，畏寒，舌淡胖，脉迟或代。

3. 肝系毒病伏层证 大都阴血亏虚，余毒留伏，症见午后低热，虚烦少寐，或下肢瘫痪，或手足震颤，舌边红，脉细数；或如黄疸退后，低热时作，口干，右胁隐痛，溲黄便结，舌质红、苔光干，脉细数。

4. 脾胃系毒病伏层证 大都气阴亏损未复，余毒深伏，症见身热已退或微有低热，手足心热，神疲体倦，口干唇燥，食欲不启，大便或溏或结，舌光或少津，脉细弱。

5. 肾系毒病伏层证 大都元阴元阳复而不多，余毒隐伏，症见小便通利带黄，无明显水肿，但或有头晕目眩，腰膝酸软，不耐劳倦，面色无华，舌光淡，脉象尺弱或细数。

第六章　疾病与证候、症状的区分

　　在中医古代文献中，常出现有名疾病，有名病证，有名病候，有名证候，有名症状等称谓，随着历代演变，其内涵亦有所不同。现先将疾、病、證、证、症、候等单词简略说明一下，以便于疾病、证候、症状等分类和实质的区分。

　　疾，古称轻病，后泛指病。《说文·疒部》："疾，病也。"但古代关于"疾"的含义十分广泛，有用于瘟疫，有用于病残，有用于疼痛，有用于痛苦，有用于急病等，更广泛用于其他事物，如用于祸害、缺点、错误、憎恶、嫉妒、非难、担忧、急速、强狠、尽力等多方面范畴。

　　病，古称重病。《说文·疒部》："病，疾加也。"《玉篇·疒部》："病，疾甚也。"但古代对于"病"的含义亦颇广泛，有用于疾病，有用于患病，有用于疾苦，有用于疲惫乏力等，更广泛用于其他事物，例如贫困、饥饿、差错、缺点、损害、侵犯、失败、忧虑、担心、怜悯、为难、责备、耻辱、怨恨等众多方面。

　　證，即今简化字之"证"，常与病构成为"病证"，与辨构成为"辨证"等名词。古代此字还常用于其他事物中，如用于告发、验证、凭据、行为善美、谏诤等方面。

証，《说文·言部》："証，谏也。"《正字通·言部》："証与證通。"清代段玉裁《说文解字注·言部》："証，今俗以証为證验字。"

症，首见于宋代李昂英的《文溪集》，内有"症候转危，景象愈瘥"，不过此处并非指疾病，而是所指当时环境。最早的以症指为疾病的，是明代谢肇淛的《五杂俎·物部》内有"人有阴症寒疾者"。但此二人皆非医家。清中叶出版的《方症会要》全书应当用證之处全部代之以症。总之《说文解字》《玉篇》《康熙字典》等古代字典、辞典未见症字。直至1915年的《中华大字典·疒部》收入此字，注释为"症，俗證也"，即证的俗字。

候，即诊察，候脉，证候。《字汇·人部》："候，证候。"除了医疗诊察应用外，还常用于其他事物，如观察、侦察、迎宾送客、等待、看望、探测、守护、服侍、气候时节等多方面情况。

第一节　疾病的来源

古代将疾与病常分而言之，疾为一般性疾病，故《说文》"疾，病也"，《玉篇》"疾，患也"。病为一般性重的疾病，所以《说文》"病，疾加也"，《玉篇》"病，疾甚也"。在历史上，有将疾与病合称为疾病，亦有单以病者为疾病。如何认识疾病，了解疾病的本质，在中医诊断中十分重要。疾病的概念，有广狭二义。广义的，是与健康相对而言，泛指人体一切失去健康的状态，即为疾病。疾病是在病因作用下，机体正邪相争，阴阳失调，出现具有一定发展规律的演化过程，即称为疾病，但概念较笼统。狭义的，是指具体的病种，包括发病原因，何种病邪，病变过程，临床表现，演化趋势，转归预后的全过程，可获得相对的客观疾病诊断。故而诊病者先议何病，以疾病为纲。而疾病众多，有温病，有伤寒，有内伤杂病，有癥积肿瘤等，又有相互传染的，又有互不相传的等多种情况，必须详细甄别。

第二节　证候的形成

古代证与候常分而呼之，证常用于病证、辨证；候常用于诊察、证候。而在中医临床诊察辨证中，常将证与候合用，名为证候。

证候，亦有简称"证"，亦有包括临床多种症状的合称。证候所指，是在疾病发展过程中所出现具体的病理变化，充分反映病位、病因、病性、病机、病势等综合性的病变概括，例如气虚证候、气陷证候、气滞证候、气逆证候、气血两虚证候、气阴两虚证候、湿热证候、寒湿证候等。又例如肺胀病，临床可见喘咳气短，咳痰稀白，不能平卧，或恶寒发热，无汗身痛，或咳痰量多黏腻，胸满闷胀，或咳喘痰黄，胸闷气促，或咳逆喘促，嗜睡昏糊，或呼吸浅短，张口抬肩，或浮肿心悸，唇绀舌紫等多种表现。其证候可分为寒饮束肺证候、痰浊阻肺证候、痰热壅肺证候、痰蒙神窍证候、肺肾两虚证候、阳虚水泛证候等，亦就是证候是疾病阶段性的核心病变，是诊治重点对象。

第三节　症状的产生

症状，亦有简称为"症"；有时亦包括"体征"，症状中还有"主症"与"兼症"之分。症状，是在疾病发展过程中所出现的自觉异常不适感，如恶寒发热、寒热往来、头痛、眩晕、咳嗽、气喘等症状。症状，虽然是一种现象，但可通过现象认识本质，所以临床辨治中，症状是最基础的，绝大部分疾病或证候，只有通过症状的分析、综合，才能洞察内在变化，了解病变性质，从而获得辨治依据。从表面上看，症状是一种十分浅显的寻找疾病的"引路棒"。若没有这个棒的引路，即便是小恙轻患亦难发现，何况是大病痼疾呢？因此在临证中必须重视症状的收集，掌握了症状又必须周密详审的辨证，包括症状剖析、症状鉴别、分别真假、揣摩异同、一病多症状、多病一症状、上病下症状、下病上症状、左病右症状及右病左症状等，同时还要分清症状的轻重缓急、不同形状、不同性质、初次突发、反复屡作、表情痛苦程度及精神强弱状态。譬如咳嗽一症，首先必须问清发病时间，新病还是久患，频发还是偶发；咳嗽时是否有咽喉作痒而咳，或是胸中有气上冲而咳；咳时有无痰涎，痰色是黄或是白或是灰黑，痰质是稠厚或是稀薄或泡沫，或是浓痰或是痰血混杂；痰的气味是腥味或是恶臭，或有咸味，或觉痰涎冰冷；咳嗽的形状，咳时有否面红耳赤，有否喘促胸闷，有否顿足流涕流泪，有否小便漏出，有否胸胁疼痛，有否不能平卧；咳嗽的时间，有清晨剧咳、午后缓解，有清晨咳微、午后咳凶，有白天频咳、夜间不咳，有前半夜少咳、后半夜多咳，等等。这说明症状中还有子症状，只有通过子症状的辨析，才能认识症状的真实本质。从简单的一般症状概念，逐渐衍生到子症状具体概念，说明症状的表露粗观则一，细察则千变万化。同时症状与舌脉等体征有密切相关，症状的主观现象，往往通过舌脉等客观来肯定，因而古代将症状舌脉并列为外候。

第四节　疾病与证候、症状的关系

疾病、证候、症状既有独立性的区别，又有相互性的联系。在临床诊察治疗中此三者必须明白清楚。疾病，顾名思义，是病邪侵袭人体，危害健康，引起脏腑、气血、津液等发生病变，邪正相争，是辨病治疗过程中的主要目的和对象。证候，是疾病发生发展过程中的主要核心病理变化，是辨证治疗的中心重点措施。症状，是疾病和证候的具体发展过程中的临床表现，通过现象，辨别真假，了解疾病的概况和证候的性质，以及认识症状的主症和兼症。

因此，疾病、证候、症状三者虽有独立性的一面，但绝对不能分离，不知疾病何以从因论治，不知证候何以辨证论治，不知症状何以透过现象认识本质，所以辨病、辨证、分析症状，是不可缺一的。

第七章　治则与治法

第一节　基本治则

基本治则，是治疗疾病的根本法则。在辨病辨证等整体观念的指导下，对临床诊察治疗的立法、处方、用药，具有普遍的指导意义。治则与治法不同，治则是用以指导治疗方法的总则，治疗方法是治则的具体化，由于疾病的证候表现多种多样，病理变化极为复杂，病变过程有轻重缓急，不同的时间和地点与个体差异，都会产生不同的影响，必须善于从复杂多变的病变中，抓住本质，治病必求于本。

一、正治反治

因为疾病的病理变化不尽相同，在临床中所表现的证候极为复杂，所以在治疗上亦有正治与反治之不同。何为正治、反治？诚如《素问·至真要大论》所说："逆者正治，从者反治。"

1. 正治法　是逆其证候性质而治的一种常用的治疗法则，又称逆治法。逆，是指采用方药的性质与疾病的性质相反。即通过分析疾病的临床证候，辨明疾病性质的寒热虚实，然后分别采用寒者温之、热者寒之、虚者补之、实者泻之等不同正治法治疗。正治法适用于疾病等征象与本质相一致的病证。由于临床上大多数疾病的征象与疾病的性质是相符的，如寒病见寒象、热病见热象、虚病见虚象、实病见实象等，所以正治法是临床最为常用的治疗方法。

2. 反治法 是顺从疾病假象而治的一种特殊治疗法则，又称从治法。从，是指采用方药的性质以顺从疾病的假象而言。即为热因热用、寒因寒用、塞因塞用、通因通用，究其实质，此亦属治病求本的治疗方法。①热因热用：是指以热治热病的假热病证。适用于阴寒内盛、格阳于外、反见热象的真寒假热证。②寒因寒用：是指以寒治寒的假寒病证。适用于里热盛极、阳盛格阴、反见寒象的真热假寒证。③塞因塞用：是指以补开塞，即用补益药治疗闭塞不通的病证。适用于因虚而闭阻的真虚假实证。④通因通用：是指以通治通，即用通利药治疗积滞下利病证。适用于食积腹痛、泻下不畅、热结旁流等病证。

二、标本缓急

标本是指疾病等主次本末和病情轻重缓急等不同，在治疗上就应有先后缓急等区别。但在复杂多变的病证中，标病甚急，如不及时治疗，可危及生命，则应采取"急则治其标，缓则治其本"的法则，先治其标病，后治其本病。若标本并重，则应标本兼顾，两者同治。

1. 急则治其标　是指疾病在发展过程中，出现紧急危重的证候，影响患者安危时，务必先以诊治，而后再治其本的原则。如脾虚所致的鼓胀，则脾虚为本，鼓胀为标，但鼓胀加重，腹大如釜，二便不利，呼吸困难时，应以攻水利尿，俟水去病缓，然后再健脾固本。

2. 缓则治其本　是指疾病变化比较平稳，如慢性疾病或急性病恢复期，常以此作为治疗原则。例如阴虚燥咳，则燥咳为标，阴虚为本，在热势不甚，无咳血、咯血等危急症状时，当滋阴润燥以止咳，阴虚之本得治，则燥咳之标亦自除。

3. 标本兼治　又谓"间者并行，甚者独行"，是指标本俱急的情况下，必须标本兼顾同治，以及标急则治标、本急则治本的原则。如见咳喘、胸满、腰痛、小便不利、一身尽肿等症，其病本为肾水泛滥，病标为风寒束肺，乃标本均急之候，所以必须用发汗、利小便的治法，表里双解。若标证较急，见恶寒、咳喘、胸满，而二便通利，则应先宣肺散寒以治其标；如只见水肿腰痛、二便不利，无风寒外束而咳嗽轻微，则当以补肾通利水道为主，以治其本之急。

三、扶正祛邪

扶正，即是补法，适用于虚证；祛邪，即是泻法，适用于实证。疾病的过程，在某种意义上可以说是正气与邪气相争的过程，邪胜于正则病进，正胜于邪则病退。因此扶正祛邪就是改变邪正双方的力量对比，使之有利于疾病向痊愈转化。

用于扶正的补法，具体有益气、养血、滋阴、助阳等；用于祛邪的泻法，具体有发表、攻下、渗湿、利水、消导、化瘀等。扶正与祛邪，两者又是相辅相成的，扶正是使正气加强，有助于抗御病邪；而祛邪是排除病邪的侵犯，则有利于保存正气和正气的恢复。

在临证运用时，必须合理掌握，如扶正者，适用于正虚邪不盛的病证；而祛邪者，适用于邪实而正虚不显的病证。若扶正祛邪并举者，适用于正虚邪实的病证，但必须分清以正虚为主，或邪实为主。以正虚较急重者，应以扶正为主，兼顾祛邪；以邪实较急重者，则以祛邪为主，兼顾扶正。如正虚邪实以正虚为主，正气过于虚弱不耐攻伐，倘兼以祛邪反而更伤其正，则应先扶正后祛邪；若邪实而正不甚虚，或虽邪实正虚，倘兼以扶正反会更加助邪，则应先祛邪后扶正。总之，应以扶正不留邪、祛邪不伤正为原则。

四、脏腑补泻

人体是有机的整体，脏腑之间是相互联系，互为影响，生理如此，病理亦如此。所以一脏有病，即累及他脏，而他脏有了病变，反过来亦损及原发病的脏腑。因此在临床上就应用脏腑之间的生克表里关系，作为治疗上的补泻法则。这些法则可概括为"虚则补其母，实则泻其子""壮水制阳，益火消阴""泻表安里，开里通表，清里润表"三个方面。

1. 虚则补其母，实则泻其子　此是根据脏腑生克关系运用于临床的治疗法则。所谓虚则补其母，就是当某脏虚弱时，除了直接对该脏进行补法外，亦可间接补益它的母脏。如脾与肺是母子相生的关系，脾为肺之母，肺为脾之子。若肺气不足，就可影响其母脏，虚劳患者久咳肺虚，常会出现脾胃不振、食欲减退、大便溏薄等症，治疗时即可按照虚则补其母的方法进行治疗，俟脾胃健运，食欲增进，不仅便溏自止，而且因肺得谷气之滋养，久咳等症亦能减轻或痊愈。此即是常用的"培土生金"法。

所谓实则泻其子，就是某脏之病由于子实而引起时，可泻子之实以治母病。如肝火偏盛，影响肾之封藏功能，而致遗精梦泄，在治疗上就应清泄肝火之实，使肝火得平，则肾之封藏功能亦即恢复，遗精梦泄可随之而愈。

2. 壮水制阳，益火消阴　此是从脏腑病机上着手的一种根本治法。所谓壮水制阳者，适用于肾之真阴不足的证候，以峻补肾之真阴来消除因肾阴不足不能制阳所引起的一系列阳亢之症。临床可见头晕目眩、舌燥喉痛、虚火牙痛等，可用六味地黄丸滋肾水以制虚阳。滋水涵木以抑肝阳上亢，亦是由此法推衍而出的。所谓益火消阴者，适用于肾之真阳不足的证候，以峻补肾之真阳来消除因肾阳不足，无力温化所引起的一系列阴寒凝滞之症。临床可见腰痛脚软、身半以下不温、少腹拘急、小便频多或小便不利、水肿等。

3. 泻表安里，开里通表，清里润表　此是根据脏腑的表里关系，应用于脏与腑之间的表里俱病的治疗方法。如肺与大肠为表里，当阳明实热，大便燥结，肺气壅阻，仅从肺治，很难奏效，即可采用泻表（大肠）而安里（肺）。又如因肺气壅阻不宣，致大便燥结者，只从大肠施治亦难起效，即可采用开里（肺）通表（大肠）。再如肺阴虚而生燥，津液被耗所致大便秘结，在治疗上就宜清里（肺）润表（大肠）。

五、分类治毒

毒邪者，为诸邪之强寇，非用强迫之法，难以制胜。如毒浮于浅表，宜及时疏散；毒盛于里者，急宜攻之；毒沉于深者，即宜清肃；毒伏于内者，宜扶正与治毒并施之。

1. 毒邪部位　治毒法则，十分重视毒之部位，不同的病变部位，立法用药亦随之而异。毒病的病位分类，一分脏腑，二分四层证（浮、动、沉、伏四层证）。如毒在肺，常以解毒兼祛痰；毒在心，常以解毒兼活血；毒在脾，常以解毒兼祛湿；毒在肝，常以解毒兼调气和血；毒在肾，常以解毒兼利水。这是大略以病位为法则。四层证是指某脏腑因毒发病后的阶段性分期证候。如病在肺，有浮层证、动层证、沉层证、伏层证之别，其治法各有不同。如浮层者，祛毒兼宣肺解表；动层者，败毒兼泻肺祛痰；沉层者，拔毒兼肃肺通络；伏层者，托毒兼益肺。病在心，属浮层者，解毒兼和表宁心；属动层者，败毒兼活血宁心；属沉层者，拔毒兼通络宁心；属伏层者，托毒兼补益宁心。病在脾，属浮层者，散毒兼解肌利湿；属动层者，败毒兼清热泻火或祛寒蠲浊；属沉层者，拔毒兼益阴或温阳；

属伏层者，托毒兼补益脾胃。病在肝，属浮层者，解毒兼疏肝调气；属动层者，败毒兼清热和血；属沉层者，拔毒兼活血化瘀；属伏层者，托毒兼补血和络。病在肾，属浮层者，解毒兼利水；属动层者，败毒兼清热利水；属沉层者，拔毒兼益肾利水；属伏层者，托毒兼补肾。

2. 单纯解毒　是指单一性而不伴随其他方法的治疗法则，适用于毒邪壅盛，病势危重或病情单一、毒邪显著的病证。单纯性解毒法则，有"以毒攻毒"和"无毒治毒"两类。如以毒攻毒法，常以毒药为主，专一急攻，直捣毒邪所在之处，临床多用于痈疽疔疮之外疡及肿瘤，尤其为恶性肿瘤者。无毒治毒法，则以独特性能的无毒药为主，专一疗毒，临床常用于各科的毒证，不论是外科的痈疽疮疡，抑或内、妇、儿诸科的各类病证具有毒邪者，均可采用。

3. 兼顾解毒　是指病情复杂，虚实相兼，如单一攻毒，有毒去而元气大伤之虞；若单一补虚，有正复而毒反剧之疑虑。故此法为权宜之计，必须灵活运用，消补适度，随病增减，不时调整。具体可归纳为以下三个方面。①解毒兼顾扶正：以解毒为主，扶正为次，适用于毒邪较甚，正气欠足，或禀赋不足，或久病体虚，或毒证初期，正气稍损的证候。②解毒与扶正并举：解毒与扶正相等之法，适用于毒证明显，虚证显露，单一治毒，虚证更虚，单一补益，毒证更剧。③扶正配合拔毒：以扶正为主，佐以拔毒之法，适用于正气大虚，毒邪留连，不补正气非其所治，不拔毒邪尤恐姑息养奸。

六、平调天癸

天癸之名，始于《黄帝内经》，当有特定含义。《内经》藏象学说除脏腑外，尚有奇恒之腑；经络学说除十二经脉外，尚有奇经八脉，并详述五脏六腑、奇经八脉的生理功能和病理变化，反复阐论。而对天癸虽有认识，却无详言，唯独言之人体生长衰老，寥寥数语而已。但是天癸是一个独特体系，内涵极其丰富（可见拙著《天癸病论与临床》）。

1. 平衡阴阳　天癸虽然是物质，但能产生巨大的能量，有快速调节阴阳的作用，使脏腑阴阳偏盛偏衰，得以及时调控。天癸之物，不是以滋养为本，而是以调控脏腑阴阳为主，所以天癸太过即能使某些器官组织亢进，亢则害，就可产生病变。如至精中阳精过盛，女子即可出现体毛增多变粗，面部或胸背部痤疮，月经延期，甚至闭经；男子可出现阳强，遗精早泄，小便短赤，甚至可引起肿瘤等。

2. 男女治法有别　天癸由于分布部位、作用及男女性别的不同，所以男与女的治法有所差异。天癸的作用是多种多样的，但不离乎或"激发"或"催化"或"调控"，使失常的脏腑迅速调整功能。由于天癸种类不同，其中至精天癸男女差别尤为明显，故在治法上男女有所区别。男子以阳精天癸为本，以其维护男性生理特征，反之太过不及亦能为病。如阳精太过，相火亢盛，甚至产生火毒，症见性欲亢进，阳强不痿，心烦不安，头痛面红，便结溲赤，或疮疡痈疽，邪毒内盛者还可引发肿瘤；而女子则以阴精天癸为本，以其维护女性生理特征，反之太过不及亦能为病。如阴精天癸太过，冲任诸脉即能失调，胞宫气血运行不畅，甚至累及阳明胃经和厥阴肝经，症见月经周期虽然正常，但经色紫黑，经量或多或少，或拖延不净，或痛经，或腰酸胀，乳房胀痛，甚至可引发子宫、宫颈、乳房等肿瘤。

此外，天癸在整个生命过程中，担负十分重要的作用。同时天癸亦不是人出生以后一成不变，而是随着幼少壮老、生长发育衰老的变化，天癸有由不充到充足，由充足到衰少的规律变化。所以在天癸论治法则中，应当依照各个年龄段进行调治。

七、三因制宜

三因制宜，即因时、因地、因人制宜，是指治疗疾病时应根据季节、地区，以及人的体质、性别、年龄等不同情况而制定适宜的治疗方法。

1. 因时制宜　四时气候的变化，对人体的生理功能、病理变化均能产生一定的影响。根据不同季节气候特点，来考虑治疗用药的原则，即为"因时制宜"。如春夏季节，气候由温转热，阳气升发，人体腠理疏松开泄，即使患有风寒，亦不宜过用辛温发散，以免开泄太过，耗伤气阴；而秋冬季节，气候由凉转寒，阴盛阳衰，人体腠理致密，阳气敛藏于内，此时若病非大热，应慎用寒凉之品，以防损伤阳气。

2. 因地制宜　根据不同地区的地理环境特点，来考虑治疗用药的原则，称为"因地制宜"。如我国西北地区，地势高而寒冷少雨，故其病多燥寒，治法宜辛温；而东南地区，地势低而温热多雨，故其病多湿热，治法宜渗化。由此而知，地区不同，因病亦异，治法有别。即使患有相同之病，治疗用药，亦应考虑不同地区的特点。如辛温发表药治外感风寒病证，在西北严寒地区，药量可以稍重；而在东南温热地区，药量就应稍轻。

3. 因人制宜　根据患者的性别、年龄、体质等不同特点，来考虑治疗用药的原则，称为"因人制宜"。如性别不同，妇女患者有月经、怀孕、产后等情况，治疗用药时必须加以考虑。又如年龄不同，生理机能及病变特点亦不同。老年人气血衰少，生机减退，患病多虚证或正虚邪实，虚证宜补，而邪实须攻者亦应慎重，以免损伤元气。在体质方面，由于每个人的先天禀赋和后天调养不同，个体素质有强弱的不同，还有偏寒偏热及素有宿疾的不同。所以虽患同一疾病，但治疗用药亦应有所区别，阳热之体慎用温补，阴寒之体慎用寒凉等。

第二节　主要治法

治法，是指在治疗原则指导下，制定主要的治疗疾病的方法。具体运用可分应用范围和注意事项两类。

一、解表法

解表法，又称汗法，是通过发汗，开泄腠理，逐邪外出的一种治法。

【应用范围】

1. 解表　通过发散，可以祛除表邪，解除表证。因表证有表寒、表热之分，所以汗法又有辛温、辛凉之别。

2. 透疹　通过发散，可以透发疹毒，故麻疹初期，疹未透发或透发不畅，均可以用汗法，使疹毒随汗出而透发于外，但透疹之汗法，宜辛凉，而忌辛温。

3. 祛湿　通过发散，可祛风除湿，故外感风寒而兼有湿邪者，以及风湿痹证，均可酌用汗法。

4. 消肿　通过发散，可驱水外出而退肿；更能宣肺利水以消肿，故汗法还可用于水肿实证而兼有表证者。

【注意事项】

1. 凡剧烈吐下后，以及淋家、疮家、亡血家等，原则上都在禁汗之列。

2. 发汗应以汗出邪去为度，不宜过量，以防汗出过多，耗阴伤阳。

3. 发汗应因时因地因人制宜，暑天炎热，汗之宜轻，冬令严寒，汗之宜重；西北严寒地区，用量可以稍重，东南温热地区，药量就应稍轻；体质虚者，汗之宜缓，体质实者，汗之可峻。

4.表证兼有其他病证，汗法又当配用其他治法。兼气滞者，当理气解表；兼痰饮者，当化饮解表；兼气虚者，当益气解表；兼阳虚者，当助阳解表；兼血虚者，当养血解表；兼阴虚者，当滋阴解表。

二、清热法

清热法，又称清法，即通过寒凉泄热的药物和措施，以消除热证的一种治法。

【应用范围】

1.清气分热　主要用于邪入气分，里热渐盛，临床可见发热显著，不恶寒而恶热，汗出，口渴，烦躁，舌苔黄，脉洪数。

2.清营凉血　主要用于邪热入于营分，神昏谵语，或热入血分，舌红绛，脉多数，以及吐血、衄血、发斑等症。

3.清热解毒　主要用于热毒诸证，如瘟疫、丹毒、温毒、火毒、肺痈、肠痈、赤痢脓血，以及外疡热毒痈疽等。

4.清脏腑热　主要用于邪热偏盛于某一脏腑，或某一脏腑的功能偏亢而发生多种不同的脏腑里热证候，如心火内盛、肺热痰喘、脾胃湿热、肝火偏亢等。

【注意事项】

1. 注意寒热真假。阴盛格阳的真寒假热证和命门火衰的虚阳上浮证，均不可用清法。

2. 表邪未解，阳气被郁而发热者禁用；体质素虚，脏腑本寒者禁用；因气虚、血虚而引起的虚热慎用。

3. 由于热必伤阴，进而耗气，因此尚应注意清法与滋阴、益气等法配合应用。一般苦寒清热药性多燥，易伤阴液，故不宜久用。

4. 如热邪炽盛，服清热药入口即吐者，可于清热剂中少佐辛温之姜汁，或凉药热服，是反治之法。

三、攻下法

攻下法，又称下法，是通过通便、下积、泻实、逐水，以消除燥屎、积滞、实热及水饮等证的治法。

【应用范围】

1. 寒下　主要用于里热积滞实证，具有下燥屎、泻实热的作用。

2. 温下　主要用于寒冷积滞的里寒实证，具有温里、逐寒泻实的作用。

3. 润下　主要用于热盛伤津，或病后津亏，或年老津涸，或产后血虚的便秘证，具有生津养液、益血补气、润肠通便的综合作用。

4. 逐水 主要用于水饮内停胸胁，以及水肿、鼓胀等病证，具有利水通尿、泻下通便较剧的综合去水作用，故名曰"逐水"。

【注意事项】

1. 凡病邪在表或在半表半里，大都不可下；阳明病腑未实者，不可下；高年津枯便秘，或素体虚弱，阳气衰微，大便艰难者，不宜峻下；妇女妊娠或行经期间，皆应慎用下法。

2. 下法以邪去为度，不宜太过，以防正气受伤，并提示患者，如大便已通，或痰瘀水邪已去，则停服下剂。故《素问·六元正纪大论》有"大积大聚，其可犯也，衰其大半而止"之诫。

四、和解法

和解法，又称和法，即通过和解少阳，扶正达邪，协调脏腑功能的一种治法。

【应用范围】

1. 和解少阳 主要用于病邪在半表半里的少阳证。临床可见寒热往来，胸胁苦满，心烦喜呕，口苦咽干，舌苔薄，脉弦等。

2. 调和肝脾 主要用于肝气失畅，脾运不健，土木失和。

临床可见情志抑郁，胸闷不舒，胁疼腹痛，大便泄泻等。

3. 调和胃肠　主要用于寒热互结胃肠，气机阻滞，胃肠失调，升降失司。临床可见脘腹胀满，恶心呕吐，腹痛或肠鸣泄泻等。

4. 调和胆胃　主要用于胆气犯胃，和降失常。临床可见胸胁痞满，恶心呕吐，时有发热，心烦少寐，或寒热如疟，寒轻热重，口苦吐酸，舌红苔白，脉弦数等。

【注意事项】

1. 和法应用范围较广，且药性平和，用之平稳，常为医者采用，但不可滥用。原则是凡属单纯的实证或虚证，均不得用和解法。

2. 邪入少阳，病在半表半里者，或邪不盛而正渐虚者，宜用和法，但有偏表偏里及偏寒偏热，或偏于邪盛或偏于正虚之不同，治宜适当增损，变通用之，用药与病邪偏重相等。

五、温里法

温里法，又称温法，即通过扶助阳气，以温里祛寒，回阳救逆，从而消除里寒证的一种治法。

【应用范围】

1. 温中散寒　主要用于寒邪直中脏腑，或阳虚内寒。临床可见身寒肢凉，脘腹冷痛，呕吐泄泻，舌淡苔白，脉沉迟等。

2. 温经祛寒 主要用于寒邪凝滞经络，血行不畅。临床可见四肢冷痛，肤色紫黯，面呈青色，舌有瘀斑，脉细涩等。

3. 回阳救逆 主要用于疾病危重，阳气衰微，阴寒内盛。临床可见四肢厥冷，畏寒蜷卧，下利清谷，冷汗淋漓，气短难续，脉微欲绝等。

【注意事项】

1. 使用温法，须针对寒证用之，勿为假象所惑。对真热假寒者，如热深厥深；或内热火炽者，如吐血、溺血、便血；或素体阴虚者，如咽喉干燥，舌质红，脉细数；或夹热下利，如神志昏糊，阴液虚脱，原则上均不可用温法。

2. 寒证较重，温之应峻，寒证较轻，温之宜缓。由于温热药性皆燥烈，若温之太过，寒证虽解，但因耗血伤津，反致燥热，故非急救回阳，宜少用峻剂重剂。

3. 寒而不虚，当专用温剂；若寒而且虚，则宜甘温，取其性缓。

六、补益法

补益法，又称补法，即补益人体的阴阳气血，以消除多种不足的证候，或扶正祛邪，促使疾病向愈的一种治法。

【应用范围】

1. 补气 主要用于气虚的病证。临床可见倦怠乏力，呼吸短促，动则气喘，面色㿠白，食欲减退，大便溏薄，舌淡胖，脉弱或虚等。

2. 补血 主要用于血虚的病证。临床可见头眩目花，心悸失眠，爪甲淡白，面色无华，耳聋耳鸣，女子月经量减少，脉细或涩等。

3. 补阴 主要用于阴虚的病证。临床可见形体消瘦，口干咽燥，虚烦不眠，甚则骨蒸潮热，盗汗，大便干结，舌红少苔，脉象细数等。

4. 补阳 主要用于阳虚的病证。临床可见畏寒肢冷，精神衰疲，冷汗气喘，腰膝酸软，久泻水肿，尿频清长，阳痿滑精，舌胖而淡，脉沉而迟等。

【注意事项】

1. 补气与补血，虽然各不相同，但亦不能截然分开，因气为血帅，补血可佐以补气。如因大出血而致血虚者，更须补气以固脱。

2. 补阴与补阳，两者亦不可截然分而用之，当宗张景岳"善补阳者，必于阴中求阳；善补阴者，必于阳中求阴"之旨。

3. 根据五脏的亏损不同，应分别确定治疗原则。诚如《难经》提出的"五脏分补"之法，而在五脏之中，重点在于脾、肾两脏，"肾为先天之本""脾为后天之本"，故素为医家所重视。至于补脾补肾，孰重孰轻，当视具体病情所定，不可偏废。

4.临证施治，不可妄补；虚证应补，无可非议。若无虚证，妄加以补，不仅无益，反而有碍，甚至留邪于内，犯"实实"之诫。

5.注意补法峻缓，补法有峻补者、缓补者和平补者。如虚极之人，垂危之病，非大剂汤液补之不能挽回，以救虚脱之证；至于病邪未尽，元气虽虚，不任重补，则从容和缓以补之。

七、消导法

消导法，又称消法或者消散法，是通过消导和散结，使积聚之实邪逐渐消散的一种治法。

【应用范围】

1.消食滞　主要用于伤食积滞之证。临床可见上脘痞闷，嗳腐吞酸，腹胀厌食，或大便泄泻等。

2.消结石　主要用于气滞湿阻之结石证。临床可见胆结石，右上腹疼痛，或腰部及小腹绞痛等。

3.消瘿瘤　主要用于痰阻气滞等郁结证。临床可见颈前瘿瘤肿块，质软或质硬，颈部作胀，胸闷太息，或经久不愈等。

4.消水肿　主要用于水湿内阻之证。临床可见小便不利，外者水肿，内着为呕，为渴，为下利，症状多端，且有阳水阴水之异，表里虚实之别。

【注意事项】

1. 消法虽不及下法之猛烈，但亦属攻邪之法，而消法施治多为克伐之剂，久用必会耗伤正气，故务须分清虚实，以免误治。

2. 凡为病者，必有部位不同，有病在脏腑，有病在经络，有病在气血，消散之法亦应按其受病部位而治之，用药亦须使其直达病所，则病处受之，取效迅速，且不致诛伐无辜。

3. 脾虚积食不消者，应健脾与消食并用。脾虚之水肿，乃土衰不能制水而起，非补土难以利水。肾虚之水肿，乃真阳大亏所致，非温补肾，无以消肿。

4. 不可急于求成。消法是逐渐消磨之意，如癥积、结石、痰核、瘿瘤等坚积病变形成之后，其消散必然有一个过程，用药只宜软坚消积，渐消缓散，不可峻猛急攻，急于求成，否则积未消而正已大伤。

八、理气法

理气法，又称调气法，即调理气机，使气机畅通。气机不行者得以通行，气机失降者得以和降，气机失升者得以升举等一类治法。

【应用范围】

1. 行气　主要用于肝胃失和的气滞证。临床可见胁肋疼痛，脘腹胀满，嗳气时作，或矢气频数等。

2. 降气 主要用于肺胃失降的气逆证。临床可见胃气上逆之呕吐、呃逆、嗳气，肺气上逆之咳嗽气促、不能平卧等。

3. 升气 主要用于脾气不升而引起中气下陷的病证。临床可见小腹坠胀，子宫下垂，久泻不止等。

【注意事项】

1. 使用理气方药时，必须辨清虚与实。如应补气而误用行气，则其气更虚；当行气而误用补气，则其气愈滞；当降气而误用升提，则其气更逆；当升气而误用降气，则其气愈陷。

2. 理气方药，多为香燥苦温之品，如遇气郁而兼阴液亏损者，应当慎用。

3. 凡属体虚阴亏多火者，或阳虚多汗畏寒者，理气药不论或行气，或降气，或升气，对阴虚有助火之弊，对阳虚有走泄不能护阳之不足。

九、理血法

理血法，是通过调理血分，治疗以消散瘀血，制止各种出血的一类治法。

【应用范围】

1. 活血（祛瘀） 主要用于血行不畅，或瘀血内阻的血滞血瘀证。临床可见疼痛、肿块、出血、发热、痈肿等。

2. 止血　主要用于血热、血瘀、气虚等多种原因而致的咯血、衄血、吐血、便血、尿血等。

【注意事项】

1. 应用活血化瘀之法，必须注意活血不破血，化瘀不伤正。同时还要注意到气滞则易血瘀，气行则易血行，所以活血化瘀法，可适当配伍理气法同用，以增强活血祛瘀的作用。

2. 血得温则易行，血遇寒则易凝，所以活血化瘀还可以配伍温经散寒同用，以加强其温散行血之功。

3. 凡易出血的病证，有血热妄行之证，有气不摄血之证，均不可任意乱用活血化瘀之方药。前者宜用凉血止血，后者宜用益气摄血。

4. 应用止血法时要谨防止血留瘀之弊，除突然大量出血以止血为当务之急外，一般在运用止血法的同时，可适当配伍一些活血化瘀的药物同用，使血止而不留瘀。

十、固涩法

固涩法，又称涩法，是通过收敛固涩，以消除滑脱之病证的一种治法。

【应用范围】

1. 固表敛汗　主要用于表虚不固的多汗证。临床可见自汗、盗汗，但自汗多阳虚，盗汗多阴虚，治之又有侧重，有固阳与敛阴之别。

2. 敛肺止咳 主要用于肺虚久咳之咳喘证。临床可见咳嗽气喘，无痰或少痰，甚则喘促自汗，动辄加剧。

3. 涩肠止泻 主要用于脾阳虚弱或脾肾阳衰之久泻久痢证。临床可见久泻不止，水谷不化，腹痛肠鸣，或下痢白冻，滑脱不禁等。

4. 涩精止遗 主要用于肾气虚弱，精关不固之虚滑证。临床可见遗精滑精，小便余沥不禁，遗尿夜尿频多等。

【注意事项】

1. 固涩法为正气内虚，滑泄不禁的病证而设。凡病初起，热邪内盛，汗出频作，或痢下腹痛，或伤食泄泻，或火动遗精，或热迫崩漏等，均非本法所宜。若以外邪未尽，过早运用本法，有"闭门留寇"之弊，应予注意。

2. 固涩法，非治本之法，应根据气、血、阴、阳、精、津液的不同耗损程度，而配伍相应之法，审证求因，治病求本。如气虚自汗，应以收敛与补气并用；阴虚盗汗，应以收敛与滋阴同施。

十一、开窍法

开窍法，又称醒神通窍法，是通过开闭通窍，苏醒神志，以消除神志昏糊之病证的一种治法。

【应用范围】

1. 凉开 主要用于通治热闭诸证。热闭多指热邪侵袭脑神，损及心包之证。临床可见除神志昏迷外，同时伴有身热、面赤、烦躁、舌红、脉数等。

2. 温开 主要具有温通气机，开窍，辟秽，化痰的功用。临床可见于中风阴闭、痰厥、气厥所致的突然昏倒，牙关紧闭，神昏不知，苔白，脉迟等。

【注意事项】

1.开窍之法，大都用于热入营血、邪甚神昏的闭证，临证应先辨其证候属寒属热，才能正确地应用凉开与温开。但对于大汗肢冷、口开目闭之脱证，即使是神昏，亦不能使用；若表证未解，热盛神昏，治宜解表透热为主，使邪有出路，不可单纯应用开窍之剂，引邪深入，使病情加重恶化等。

2.开窍之剂的药物，大都气味芳香，善于辛散走窜，只可暂用，不可久投，中病即止。久服则易伤元气，故临床多用于急救，待神志清醒后，应根据不同的病情予以辨证施治。

3.开窍之剂，其性味芳香，宜制成药，或丸或散，温开水冲服，不宜加热煎煮，否则影响药效。

十二、镇痉法

镇痉法，又称息风法，是通过安脑络，息风痉，通络脉，以解除四肢抽搐、头目眩晕、震颤、角弓反张、口眼㖞斜之病证的一种治法。

【应用范围】

1. 清脑息风 主要用于热盛动风之证。临床可见高热神昏，四肢抽搐等。

2. 镇肝息风 主要用于肝阳上亢，肝风内动之证。临床可见头晕目眩，甚则猝然昏倒，口眼㖞斜，半身不遂等。

3. 养血息风 主要用于邪热伤阴，血虚不能濡养筋脉，虚阳不能潜藏之证。临床可见手指蠕动，筋脉拘挛等。

4. 祛风解痉 主要用于风痰阻络，筋脉痉挛之证。临床可见抽搐时作，口眼㖞斜等。

【注意事项】

1. 风有内外之别，外风宜散，祛风解痉属治外风之法；内风宜息，清脑息风、镇肝息风、养血息风均属治内风之法。但外风可以引动内风，内风又可兼夹外风，临证时又当兼顾治之。

2. 祛风药性多为温燥，凡津液不足，阴虚内热，阳亢热盛者，当以慎用。

十三、安神法

安神法，是通过镇静安眠，益脑宁神，以消神志失常，心烦懊恢，夜寐不安或不易入睡之病证的一种治法。

【应用范围】

1. 清脑安神 主要用于热病过程中，或热病后余热未尽，热扰脑中至神之证。临床可见心烦不安，夜寐不宁，或谵语，或梦呓等。

2. 益脑安神 主要用于气血两虚，脑神失养之证。临床可见惊悸，不眠，健忘，恍惚，胆怯等。

3. 重镇安神 主要用于惊恐恼怒，起卧不安之证。临床可见癫狂谵语，胆怯如人将捕之等。

【注意事项】

1. 安神法的运用，应注意由于导致神志不安的原因众多，临床表现常有虚实夹杂，故使用时宜随证与清热法、补益法等合用，灵活运用。

2. 安神法中之安神剂，大都由金石碍胃之药组成，只宜暂服，不能久用，对脾胃虚弱者尤当注意。

3. 精神因素与情志病证有密切相关，在运用安神法的同时，对患者辅以精神疗法，亦十分重要。

十四、祛痰法

祛痰法，是通过运用化痰、祛痰的药消除或排除体内痰涎之病证的一种治法。

【应用范围】

1. 燥湿化痰　主要用于脾湿不运，聚湿生痰证。临床可见咳嗽痰白，咳之尚松，胸痞恶心，头晕目眩等。

2. 清热化痰　主要用于热邪灼津，炼液为痰，而为痰热之证。临床可见咳痰黄稠，或惊悸癫狂，苔黄，脉数等。

3. 温化痰饮　主要用于寒邪内停，津液不得运化，而成痰饮之证。临床可见咳嗽痰稀，或咳痰白沫，胸膈痞满，纳呆便溏，形容肢冷，舌淡苔白滑，脉多弦象等。

4. 润燥化痰　主要用于燥邪或热邪灼津为痰之证。临床可见干咳无痰，或痰稠而黏难于咳出，或痰中带血，口燥咽干等。

5. 祛风化痰　主要用于痰涎阻滞经络机窍之证。临床可见口眼㖞斜，半身不遂，昏仆抽搐等风痰征象。

【注意事项】

1. 祛痰法的运用，应根据病情之不同，察其病本，分清寒热虚实，辨明标本缓急，而后分别用之。如虚人及孕妇之实热痰证，不可轻用，以免损伤正气；而阴虚有痰者，当辨热之虚实，以免损伤体内津液。

2. 祛痰法的运用范围甚广，症状表现亦较复杂，应根据痰的性质，寒热温凉的治法不同，可以将多种方法和措施配合应用。如祛痰配合理气，祛痰配合清热，祛痰配合燥湿等，可拓展治痰方法。

十五、润燥法

润燥法，是通过滋阴、生津、增液的方药用于治疗燥热证的一种治法，其中可分外感燥邪证与脏腑内燥证。

【应用范围】

1. 清宣润燥 主要用于外感秋季凉燥之气，肺气不宣之证，临床可见咳嗽鼻塞，头痛恶寒，咽干口燥等。若用于外感秋季温燥之气，肺津损伤之证，临床可见气逆喘咳，心烦口渴，头痛身热，或干咳少痰，苔薄白、边尖红，脉多数。

2. 养阴润肺 主要用于素体阴虚内热，复感燥热外邪之证。临床可见鼻干唇燥，发热或不发热，咽喉肿痛，或咳或不咳，脉多细数等。

3. 养阴益胃 主要用于胃阴不足之证。临床可见胃脘灼热隐痛，嘈杂似饥，口干唇燥，咽喉嫩红，不思饮食，大便干结，舌红苔光，脉细数等。

4. 滋养肾阴 主要用于真阴不足，脾肾两虚的消渴之病证。临床可见口渴多尿，困倦少气，脉虚无力等。

5. 增液润燥 主要用于伤寒、温病中后期、津亏便秘之证。临床可见大便秘结，口渴咽燥，舌红苔干，脉细数或沉而无力等。

【注意事项】

1.治疗燥证，首先必须分清外燥与内燥。外燥者宜轻宣，内燥者宜滋润。同时，内燥者必须辨明上、中、下之不同。在上者责之于肺，在中者责之于胃，在下者责之于肾。

2.燥邪最易化热，伤津耗气，故治燥剂除滋阴养液外，还需酌加清热泻火或生津益气之品。辛香耗津、苦寒化燥之品，均非燥病所宜。

十六、祛暑法

祛暑法，是通过祛暑清热的方药用于治疗夏季暑热证的一种治法。

【应用范围】

1.清暑解表　主要用于夏月贪凉饮冷，外感风寒，内伤暑湿之证。临床可见恶寒发热，头重身痛，无汗胸闷，腹痛吐泻，舌苔白腻，脉浮等。

2.清暑利湿　主要用于暑热兼湿之证。临床可见身热烦渴，小便不利，或大便泄泻等。

3.清暑益气　主要用于暑热津气两伤之证。临床可见身热汗多，口渴心烦，小便短赤，体倦少气，精神疲乏，脉象虚数等。

【注意事项】

1.暑必兼湿，易伤阴耗气，治疗当以兼顾祛湿、养阴、益气。

2.暑为阳邪，湿为阴邪，过用寒凉药物易败胃气，又伤脾阳，故清热不可太过，必要时应配伍健脾和胃之品。

十七、解毒法

解毒法，是通过解毒祛邪的方药治疗毒证的一种治法。具体可分祛浮毒、清热毒、泻火毒、利湿毒、清暑毒、祛寒毒等治法。

【应用范围】

1.祛浮毒　主要用于外感浮层毒邪之证。但此法有辛温祛毒和辛凉祛毒之别。辛温祛毒，主要用于浮层寒毒之证，临床可见突起恶寒战栗，头痛如裂，肢体疼痛如杖，或兼咳嗽，声音重浊，苔薄白，脉浮紧等。辛凉祛毒，主要用于浮层热毒之证，临床可见突起高热微恶寒，头脑昏痛或胀痛，肢体酸痛或咽喉焮红，或咳嗽，无汗，舌尖红、苔薄黄，脉浮数等。

2.清热毒　主要用于动层毒邪炽盛之证。临床可见壮热汗出，面赤神烦，或咳嗽气急，鼻翼扇动，或神昏谵语，四肢厥冷，或颈项强直，四肢抽搐，或满口赤烂，口臭便秘，或浮肿血尿，腰部疼痛，舌质红、苔黄糙，脉滑数或弦疾等。

3. 泻火毒　主要用于动层火毒，如瘟疫、湿毒、火毒，以及温热病中极期和疮疡热毒重证。临床可见高热不退，烦躁狂乱，斑疹透露，吐血衄血，或头面红肿，或口糜咽痛等。

4. 利湿毒　主要用于水湿毒内阻之证。临床可见水肿尿少，或尿频、尿急、尿痛，或身黄、目黄、尿赤，或腹胀尿少，或湿疹瘙痒等。

5. 清暑毒　主要用于夏季暑毒入侵之证。临床可见夏月身热口渴，面赤气粗，胸闷干呕，心烦不安，或疔疖红肿，肌肤红痱，瘙痒难忍，舌红苔黄，脉多濡数等。

6. 祛寒毒　主要用于动层毒证，或沉层毒证，或伏层毒证。临床可见腹痛突作，呕吐泄泻，吐出物大多未消化，排泄物大多不甚恶臭；或欲吐不出，欲大便不能通；或黄疸日久，黄色晦暗；或阴疽流注，鹤膝风，舌淡苔白，脉多沉缓等。

7. 泻积毒　主要用于动层毒物积滞之证。临床可见大便秘结，脘腹痞硬。属于热积毒者，常伴高热不退，烦躁，谵语，舌红、苔黄厚干，脉沉实数；若属于寒积毒者，则伴腹痛时作，四肢清冷，甚则心腹剧痛，气急口噤暴厥，苔白厚腻，脉多沉紧等。

8. 解郁毒　主要用于气机郁结，毒邪内停之证。临床可见情怀不畅，精神抑郁，胸闷胁痛，脘痞腹胀，嗳气频作，形体消瘦，或恶心呕吐，或午夜干咳，口干咽燥，甚则癥瘕积聚，舌黯紫、苔薄白，脉多弦等。

9. 祛痰毒　主要用于痰毒停滞之证。临床可见咳嗽痰喘，或痰核肿块，或狂妄骂詈，或神志昏糊。如热痰毒在肺者，常为咳喘胸痛，痰黄异臭，或脓血相间，或发热口渴，舌红苔黄，脉象滑数。若痰毒阻络，经脉运行不畅，痰核肿块，按之石硬者，常为痰毒与瘀血所结；触之软绵者，痰毒与水饮相合。若痰火毒扰乱心神，癫狂惊悸，烦躁谵语，舌红苔黄，脉滑而数。如痰浊毒上攻心窍，神志昏糊，胸膈不利，苔白滑腻，脉多沉滑等。

10. 化瘀毒 主要用于脉内或脉外的瘀毒之证。它与一般活血化瘀法有所不同。本法以祛毒为宗旨，兼顾活血破瘀作用，故适用于动层证或沉层证的重病顽疾的蓄血、瘀血的毒化证候。临床可见发热日久，肌肤甲错，形体消瘦；或妇女经闭不行，小腹硬满，时有寒热；或小腹急痛，硬满拒按，尿血涩痛，烦躁不安；或痈疽疔疮，红肿疼痛等。

【注意事项】

1. 解毒法中，还要注意虚实夹杂，攻补兼施。所以解毒亦须注意正气的强与弱，正气盛则以攻毒为要务，正气虚则不可一味攻毒再度伤正，或适当酌用拔毒药，或不能祛毒者暂且缓功，先以大扶正气，限制毒邪不再扩散。

2. 毒邪如兼气虚者，应以解毒与补气并用，亦不能等同用之。同时解毒与补气同用时，有它的特殊要求，即解毒既不能伤正，补气又不能助火毒，二者必须均衡论证。

3. 毒邪如兼血虚者，应以解毒与补血并用，但亦不能等同使用，它与单纯的解毒或单纯的养血又有差异，且解毒与养血同用有它特殊要求，即解毒不使耗血，补血不碍毒邪，两者必须相互照顾，相得益彰。

4. 毒邪如兼阴虚者，应以解毒与滋阴同用，但亦不能等同使用，它与单纯的解毒或单纯的滋阴又有不同，所以解毒而不能伤阴，滋阴且不能碍邪，同时还要保护后天脾胃，以化生阴液和顾护阳气。

5. 毒邪如兼阳虚者，应以解毒与补阳同用，但亦不能均衡并治。毒邪偏甚当祛毒为主，阳气虚甚当以补阳为先，待阳气恢复后，再以解毒攻邪。若以慢性顽疾，可多次攻邪，多次补阳，方能疗痼疾，去顽症。

十八、调天癸法

调天癸法，是通过调治天癸的方药治疗天癸系列的多种疾病的治法。

【应用范围】

（一）天癸至神类

天癸至神的作用既广泛又灵敏，有统领全身之功，不论是五脏六腑、四肢百骸均受其调控。具体有以下多种治法：

1. 滋养至神　主要用于至神天癸阴阳失衡，阴虚阳亢，阴不能敛阳之证。临床可见头目眩晕，或头脑疼痛，时有耳鸣，记忆减退，梦遗滑精等。

2. 清宁至神　主要用于至神天癸郁火内阻，脑腑失于清宁之证。临床可见心烦易怒，头脑胀痛，不寐，或梦寐不安，胸胁不舒，难于名状，似懊恢非懊恢，或悲观失望，或焦虑不宁，饮食少思等。

3. 温补至神　主要用于至神天癸不足，髓海空虚，阳气衰弱，阴寒内盛之证。临床可见面色苍白，畏寒怯冷，四肢不温，精神衰疲，眩晕，脑户觉冷，情绪低下，少言嗜睡，记忆衰减，面浮跗肿，尿少或夜尿频多等。

4. 重镇至神　主要用于至神天癸阳热亢盛，扰动脑腑，宁谧失常之证。临床可见惊悸，烦躁，面红，不寐，眩晕，或风痫、癫狂，甚则神志昏糊等。

5. 开窍至神　主要用于素体虚弱，或年老体亏，气血不足，气亏则推动无力，血少则瘀阻脉络，脑腑失养，至神天癸亏损，神志模糊之证。临床可见神志欠清，或反应迟钝，记忆锐减等。

6. 解郁至神　主要用于禀赋不足，气血亏弱，至神天癸失调，气机郁结之证。临床可见忧愁悲观，胸闷胁胀，焦虑不安，寡言少语，胆怯恐惧，噩梦惊扰等。

7. 启食至神　主要用于天癸至神失调，致脾胃运化失常，累及肝肾之证。临床可见长期不思饮食，甚至厌恶食物，形体消瘦，面色暗滞，情怀不畅，胸闷胁胀，少言寡语等。

（二）天癸至气类

天癸至气具有激发、调节脏腑的功能，促进筋骨肌肉有序生长壮健等作用。具有以下多种治法：

1. 补益至气 主要用于五脏不足，至气天癸虚弱之证。临床可见精神疲惫，面色㿠白或面色瘦黄，形体瘦小，外貌苍老，反应迟钝等。

2. 温壮至气 主要用于阳气不足，阴寒偏盛，至气天癸虚弱之证。临床可见精神衰惫，畏寒怯冷，面色苍白，语声低沉，情绪低落，蜷卧嗜睡等。

3. 升发至气 主要用于天癸至气失常，脾气失升，湿邪内阻之证。临床可见头目昏重，神疲困乏，肢体酸楚，少气懒言，嗜睡，不思饮食，或面浮跗肿，大便濡软，小便量少等。

4. 和降至气 主要用于天癸至气通降失常，肝胆气逆，脾胃气机逆乱之证。临床可见胸闷怫郁，嗳气嘈杂，或呕恶吞酸，或呕泛痰涎，或呕逆时作，脘腹疼痛等。

（三）天癸至液类

天癸至液善于充养、激发、调和脏腑，促使化生气血津液，且又能滋养天癸脏腑，故调理至液天癸，不可阙如。具体有以下多种治法：

1. 滋养至液 主要用于天癸阴液不足，脏腑津液亏损之证。临床可见形体瘦弱，口干咽燥，潮热盗汗，目涩头晕，两耳鸣响等。

2. 温润至液 主要用于元阳元阴不足，天癸至液已虚之证。临床可见精神衰疲，畏寒怯冷，面色苍白，皮肤干燥，眼目干涩，口内糜烂，夜间口咽少津，大便干结，小便频多等。

3. 渗利至液　　主要用于至液天癸失常，调控脏腑失职之证。临床可见面浮跗肿，小便量少，身重肢倦，形体肥胖，大便濡软等。

4. 通泻至液　　主要用于至液天癸调控失常，或气血不和，或痰瘀互结，或湿浊壅阻之证。临床可见胸腹疼痛，大便秘结，或解而不畅，疼痛不能缓解等。

（四）天癸至精类

天癸至精在人体中至关重要，可涉及生长发育，繁衍后代，以及与衰老多病均有联系。但天癸至精有阳精与阴精之分。具有以下多种治法：

1. 滋养阳精　　主要用于天癸阳精不足，不能激发、调控脏腑，阴液营血生化亏少之证。临床可见男孩生长发育迟缓；成年男子阳痿早泄，形体瘦弱，精神疲乏，口干咽燥，或头晕耳鸣，情绪紧张或抑郁不乐，小便短黄或余沥不尽等。

2. 温壮阳精　　主要用于天癸阳精亏少，阴寒内盛之证。临床可见精神衰惫，畏寒怯冷，手足不温，脑冷空晕，记忆衰退，面色苍白或黧黑，阳痿早泄，阴器寒冷，腰膝酸软无力，小便清长或余沥不尽等。

3. 清泻阳精热毒　　主要用于天癸阳精过甚，热毒壅盛之证。临床可见心烦不安，口干口苦，性欲旺盛，小便色黄，大便秘结，颜面痤疮，甚至连及胸背，女子还可出现体毛增多，月经不调，甚至经闭不孕等。

4. 温消阳精寒毒　　主要用于天癸阳精过盛，不从热化而反从寒化，气血郁滞，毒邪内生之证。临床可见形体肥胖，腰酸腹冷，尿多夜间尤甚，痤疮反复不已，疹色紫红，多毛，以性毛为主，如阴毛分布常延及肛周、腹股沟或上伸至脐腹，女性尚有上唇细须，并有月经失调，甚至闭经不孕等。

5.凉滋阴精　主要用于天癸阴精不足，阴液亏损，虚热内扰之证。临床可见月经后期，经量减少，甚至经闭不孕，白带甚少，阴户干燥，性欲减退，口干津少，手足心热，精神不振，舌红苔光，脉象细数等。

6.温补阴精　主要用于天癸阴精不足，阳气亏弱之证。临床可见月经后期，甚至经闭不孕，白带减少，阴户觉干，或阴中及小腹有寒冷感，性欲减退，精神衰疲，畏寒怯冷，腰膝酸软等。

7.清化阴精热毒　主要用于天癸阴精过盛，邪热内蕴，久郁化毒，气血互结，或痰瘀交阻之证。临床可见痛经不已，或月经过多，色紫有块，近似西医学所称的子宫肌瘤、子宫内膜异位，以及有关生殖系恶性肿瘤，兼有口干唇燥，便结溲黄，黄带绵下等。

8.温散阴精寒毒　主要用于天癸阴精过盛，阴寒内生，寒从毒化，气血互结，或痰瘀互阻之证。临床可见痛经不已，或月经过多，色紫有块，或经量减少，血下不畅，小腹冷痛，近似西医学所称的子宫肌瘤、子宫内膜异位等病，兼有形体肥胖，白带绵下等。

9.益阴精制阳精　本法具有直接补益阴精，抑制阳精作用。主要用于阳精过盛，热毒内生，冲任失调之证。临床可见月经后期，经量减少，甚至经闭不孕，白带量少，面部及胸背处痤疮，体毛增多，以及男女精室肿块恶瘤、尿频、尿血等。

10. 益阳精抑阴精　本法具有直接补益阳精，抑制阴精或消散阴精的作用。主要用于阴精过盛，阳精不足之证。临床可见女子子宫肌瘤、乳癖，甚至引发恶性肿瘤等；男子阳精不足，阴精偏多，皮肤细白，体毛减少，语声低柔，阳痿不举，阴茎细短等。

【注意事项】

（一）天癸至神类

1. 至神天癸并非是脏腑，而是属于强有力的微小物质，能激发调节脏腑功能，虚则可补，实则宜泻，热则可清，寒则宜温。它与髓脑关系十分密切，所以用药以平衡为主，以补脑髓为宗，以益气养血、化瘀通络为要务。如阴虚内热，髓海不足，不能过用升散之品；阳气衰弱，阴寒内盛，不能过用沉降之物。

2. 至神天癸，如开窍失常，神志昏糊，短期可用辛香温燥开窍以醒神志，但久而不苏醒者，应以清气醒神，动情之声疗之，兼以食药养之（急性热病神昏不清者，不在此例，应按急性热病治疗）。

（二）天癸至气类

1. 天癸至气，是充养脏腑的特殊物质，并能激发肾气，益精壮骨。但不能过用温散燥烈之品，亦不能过用寒凉之物，影响至气的固护和激发作用。

2. 至气作用广泛，能补能消，能升能降，但务必以平衡为宗旨，中病即止，且不可用药过重，药过其病，亦不可用药时间过长，药毒伤人。

（三）天癸至液类

1. 天癸至液，为善于滋补脏腑，充养津液，或调节水液。但至液天癸亦必须平衡，不能偏颇，若出现过多过少，病即不去，反而加重。

2. 天癸至液失常，最易引起血水为病，痰瘀互结，湿浊壅阻之证，用药宜补泻分时，虚则不过补，实则不过泻，阴阳斡旋，至液中求之，且不可孟浪。

（四）天癸至精类

1. 天癸至精，男女有别。男者阳精，女者阴精，所以用药之中，有阳精之药和阴精之药的区别。阳精盛于男子，故有阳刚之气质，阴精盛于女子，故有柔情之气度。因而临证用药时，男女差别较大，男子以调阳精为主，女子以调阴精为重点。

2. 男子阳精，女子阴精，必须保持相对平衡。男子阳精过多过少，均能发生病变；女子阴精过多过少，亦能产生病变。过度补益至精，不论男女亦可引发病变，甚至发生肿瘤。

第八章　特殊辨治

中医药学有着数千年的历史，内涵极其丰富，有经验上升为理论者，有多种学科相互影响形成理论者。中医学脏腑基本学说有两大体系，一为藏象体系，二为天癸体系，两者各自独立，又有相互联系。"藏象"之名，始见于《素问·六节藏象论》。藏象体系，主要以脏腑为主，将机体各种功能均归属于五脏六腑，脏与腑又构成表里关系。藏，是指藏于体内的内脏；象，是指表现于外的生理、病理的现象。"天癸"之名，始见于《素问·上古天真论》。天癸体系，经研探，可包括天癸正腑四腑和从腑四腑，作用甚强，能自控自调。

第一节　藏象体系与天癸体系的异同

一、藏象体系

藏象体系，可分为五脏、六腑、奇恒之腑三类。五脏的生理特点，主要为化生和贮藏精气；六腑的生理特点，主要为受盛和传化水谷；奇恒之腑，既像腑的形态，其功能又异于六腑，不与水谷直接相通，而是一个相对密闭的组织器官，又具有类似于脏的贮藏精气的作用，故称之为奇恒之腑。

五脏者，即心、肺、脾、肝、肾的合称。

心的生理功能，主血脉，主神志。心开窍于舌，其华在面，在志为喜，在液为汗。手少阴心经与手太阳小肠经，在心与小肠之间相互络属，故心与小肠相为表里。总之，藏象体系中的心不仅包括心、血、脉在内的完整的循环系，而且还包括主宰精神、意识和思维活动。此外，还有心包络，简称心包，又称为膻中，为心脏外面的包膜，具有保护心脏的作用。

肺的生理功能，主气、司呼吸，主宣发肃降，通调水道，朝百脉而主治节，以辅佐心脏调和气血。肺上通喉咙，外合皮毛，开窍于鼻，在志为忧，在液为涕。手太阴肺经合手阳明大肠经，相互络属于肺与大肠，故肺与大肠相表里。

脾的生理功能，主运化、升清和统摄血液。脾开窍口，其华在唇，在志为思，在液为涎，主肌肉与四肢。足太阴脾经与足阳明胃经，相互络属于脾与胃，故脾与胃为表里。

肝的生理功能，主疏泄、主藏血。肝开窍于目，其体合筋，其华在爪，在志为怒，在液为泪。足厥阴肝经与足少阳胆经，相互络属于肝与胆，同时肝与胆本身亦直接相连，而有双重表里关系。

肾的生理功能，主要为藏精，主生长、发育、生殖和水液代谢。在志为恐，在液为唾，在体为骨，其华在发，在窍为耳及二阴。足少阴肾经与足太阳膀胱经相互络属于肾与膀胱，肾与膀胱在水液代谢方面亦直接相关，故肾与膀胱亦有双重相为表里。

　　此外，肾中还有命门，最早见于《灵枢·根结》:"太阳根于至阴，结于命门。命门者，目也。"《难经·三十六难》提出:"肾两者，非皆肾也。其左者为肾，右者为命门。命门者，诸神精之所舍，原气之所系也；男子以藏精，女子以系胞。"此后，命门为后世医家所重视，对命门的部位及生理功能等有所争论，也提出了多种不同见解。一为《难经》提倡右肾为命门说。二为滑寿主张两肾一命门说，故"命门，其气与肾通，是肾之两者，其实则一尔"。三为赵献可提出两肾之间为命门说，认为命门为两肾之外，位于两肾之间，命门即为真火，一身之阳气。四为命门为肾间动气说，此观点认为两肾中间是为命门，但其间非水非火，而只是存在着一种原气发动之机，同时认为命门并不是一个具有形质的脏器。此说者首推明代孙一奎。以上各家对命门的认识虽各有不同见解，可是从形态、部位、功能虽有所分歧，而对命门的生理功能与肾息息相关亦无异义。肾为五脏之本，内寓真阴真阳，人体五脏六腑之阴都由肾阴滋助，五脏六腑之阳都由肾阳来温养。所以肾阳即命门之火，肾阴亦即张景岳所谓"命门之水"。简而言之，肾阴、肾阳，亦即是真阴、真阳和元阴、元阳，无非将命门强调肾中阴阳的重要性而已。

　　六腑者，即胆、胃、大肠、小肠、膀胱、三焦的合称。

　　胆，既为六腑之首，又隶属于奇恒之腑。胆与肝相连，附于肝之短叶间。胆的生理功能，主要为化生和排泄胆汁。肝和胆又有经脉相互络属，而为表里。肝的疏泄功能正常，则胆汁排泄畅达，脾胃运化功能亦健旺。故胆汁直接有助于饮食物的消化作用。

胃，又称胃脘，分上中下三部，上者为上脘，包括贲门；中者为中脘，为胃腔之中部；下者为下脘，包括幽门。胃的主要生理功能，是受纳与腐熟水谷，胃以降为和。

小肠，是一个相当长的管道器官，位于腹中，其上口在幽门处与胃之下口相接，其下口在阑门处与大肠之上口相连。小肠与心有经脉互相络属，故与心相为表里。小肠的主要生理功能，是受盛、化物和泌别清浊。

大肠，亦居腹中，其上口在阑门处紧接小肠，其下端紧接肛门。大肠与肺有经脉相互络属，而为表里。大肠的主要生理功能，是传化糟粕。

膀胱，位于小腹中央，为贮藏尿液的器官。膀胱与肾既有直接相通，又有与经脉相互络属，而为表里。膀胱的主要生理功能，为贮尿排尿。

三焦，是上焦、中焦、下焦的合称，为六腑之一。由于三焦的某些具体概念不够明确，《难经》在《二十五难》和《三十八难》中又提出"有名而无形"之说，引起了后世的争论。但对三焦生理功能的认识是一致的，认为三焦的主要生理功能是主持诸气，通行水道。其中上焦的生理功能，以开发、宣化为主，但它不是有升无降，而是升已而降。中焦的生理功能主要是泌糟粕，蒸津液。下焦的生理功能主要是排泄糟粕和尿液。

　　奇恒之腑者，包括脑、髓、骨、脉、胆、女子胞等六个脏器组织。它们在形态上多属中空，而与腑相似，在功能上是贮藏精气，与脏的功能相类似，而不是饮食物消化排泄的通道。同时，奇恒之腑中除胆为六腑之一外，其余的都没有表里配合，也没有五行的配属，这亦是不同于五脏六腑的又一特点。

　　脑，又称髓海、头髓。脑为精髓和神明高度汇聚之处，人的视觉、听觉、嗅觉、感觉、思维记忆力等都与脑的作用有关。但藏象体系学说，将脑的生理和病理统归于心而分属于五脏，把人的精神意识和思维活动都归于心，故曰"心藏神"。同时，又把神分为五种不同表现的神，即魂、魄、意、志、神，但都是在心的统领下，而发挥作用的，如心藏神，主喜；肝藏魂，主怒；脾藏意，主思；肺藏魄，主悲；肾藏志，主恐等。

　　髓，即骨髓、脊髓。髓由肾的精气和水谷精微所化生，有充养骨骼、补益脑髓的作用。髓藏于骨，故《素问·脉要精微论》说："骨者，髓之府。"《灵枢·五癃津液别》："五谷之津液，和合而为膏者，内渗入于骨空，补益脑髓。"

　　骨，即全身的骨骼。肾主骨，生髓，髓藏于中。骨性坚刚，能支持形体，为人体之支架，这种作用有赖于髓的滋养。若精髓亏损，骨失所养，则不能久立，行则振掉之症。

　　脉，为血气运行的管道，故《素问·脉要精微论》说："夫脉者，血之府也。"《灵枢·决气》说："壅遏营气，令无所避。"《类经》注曰："壅遏者，堤防之谓，犹道路之有封疆，江河之有涯岸，俾营气无所回避而必行其中者，是谓之脉。"而为脉者管道也，具有防止血液溢出脉外的作用。若脉的"壅遏营气"功能减弱，就可导致出血；如果脉管失于通利，则可形成瘀血，甚则可导致瘀血阻滞脉络而使脉管闭塞。

女子胞，又称胞宫，即子宫，位于小腹内，在膀胱之后，呈倒梨形。女子胞是发生月经和孕育胎儿的器官。女子月经来潮和胎儿的孕育，是一个较复杂的生理活动过程。主要有以下三个方面的生理因素。①天癸的促发作用：可使女子生殖器官发育，月经来潮，孕育胎儿。②冲任二脉的作用：冲、任二脉同起于胞中。"冲为血海""任主胞胎"。冲、任二脉的盛衰，是受着"天癸"的调节。幼年肾中精气未盛，"天癸"未至，故任脉未通，冲脉未盛，没有月经。人到老年，"天癸"逐渐衰竭，冲、任二脉气血衰少，直至绝经。③心、肝、脾三脏的作用：心主血，肝藏血，脾统血。月经的来潮和周期，以及孕育胎儿，均离不开气血充盈和血液的调节。若肝的藏血、脾的统血功能减退，即可引起月经过多，行经期延长，甚至崩漏不止。若情志所伤，损伤心神，累及肝气，亦可引起月经失调等。

二、天癸体系

天癸体系，可分天癸正腑和天癸从腑。天癸正腑有四腑，即脑系、肾系、胞系、睾系。天癸从腑亦有四腑，即任脉、冲脉、督脉、带脉。正腑中之脑系者，主要化生至神之物、至气之物、至液之物和至精之物，又为正腑中的主导者；肾系者，主要化生至气之物、至液之物和至精之物，又是正腑中的重要者，且能免发多种疾病；胞系者主要化生阴至精（亦称天癸阴精），主导任冲二脉之通盛；睾系者主要化生阳至精（亦称天癸阳精），主宰生精气，泻精液。所谓"系"者，是指这一脏腑具有产生"四至"之物的所有组织器官。脑系是主导、直接、最早产生天癸之物的腑器；肾系是产生天癸之物的重要脏器；胞系、睾系是在脑系天癸激化下，进一步充足天癸物质，促使生长发育，生殖成熟。

天癸从腑的四腑，何以名脉称腑者，此腑虽与五脏六腑不能等同，但均有中空有道，为气血之腑。故《素问·脉要精微论》说："夫脉者，血之府也。"奇恒之腑中亦有"脉"为之腑，则以"奇恒"异于六腑。其所不称脉者，在天癸之中，又有不同一般脉者，故以天癸从腑名之。

天癸从腑之任脉，在天癸的作用下，可直接参与天癸系统某一职能，如《素问·上古天真论》说："天癸至，任脉通……月事以时下。"说明任脉天癸至精阴精的充盈和调控下，可建立女子月经按月来潮等。任脉起于胞中，下出会阴，经阴阜，沿腹部和胸部正中线上行，至咽喉，上行至下颌部，环绕嘴唇，沿面颊，分行至目眶下。任脉为阴脉之海，张洁古称"任者妊也，为阴脉之妊养"，滑伯仁称"妇人生养之本"，王冰称"任主胞胎"。冲脉者是要冲之谓，为"十二经脉之海"，有调节全身经脉的作用。与天癸更有密切者，冲为血海，任主胞宫，故与女子月经胎产关系甚密。冲脉起于胞中（与任脉同出一处），下出会阴，从气街部起与足少阴经相并，夹脐上行，散布胸中，再向上行，经喉，环绕口唇，到目眶。这是冲脉循行的主要部位。督脉者，为总督一身之阳经（手足三阳经均会于督脉），故称"阳脉之海"。在天癸系者，督脉起于胞中，行于脊里，上入于脑，又以脊里分出属肾，因而与天癸正腑有密切联系。带脉者，如腰之带，起于季肋，斜向下行，至带脉穴，绕身一周。人体之诸脉，直行（纵行）曰经（经脉），旁支曰络（络脉），而带脉则是环身一周，络腰而过，有如束带，能约束纵行诸脉，故与天癸系亦有密切联系。

天癸的来源，有系统性化生和独立性化生之不同，既有多脏腑共同协作产生的，又有单独一腑或一脏产生的。系统性产生，主要由脑系、肾系、胞系和睾系联合生成，由于生理作用的要求和年龄幼、长、壮、老过程的不同而有所不同。如生殖性天癸，源于脑系，成于肾系，在脑系和肾系的作用下，促使胞系和睾系进一步产生生殖天癸；若生长性天癸源于脑系，成于肾系；充养元气之天癸，亦源于脑系，成于肾系；调节津液输布之天癸，亦源于脑系，成于肾系等。独立性产生，实际上脑系、肾系、胞系和睾系既有相互联系，相互促进，共同化生的系统性天癸，而又有各自独立产生异中有同、同中又有差异的特殊性天癸。如脑系所生之天癸，大凡是至神、至气、至液、至精之物；肾系所生之天癸，大都是至气、至液、至精之物；胞系和睾系所生之天癸，主要是至精之物。所以系统性化生之天癸有其共性的一面，独立性化生之天癸有其个性的差别。

总之，天癸体系范围较大，既是特殊的物质，又是多种病变的根源，因而其他脏腑和某些组织中亦有天癸或类天癸的物质和疾病。譬如瘿，出于《尔雅》。《说文解字》："瘿，颈瘤也。"项部气管两侧处有细微小体，受脑系至神、至气调节，促使化生瘿气物质，维持人体气、血、津液等平衡。若瘿气之物生化过多或过少，均可发生瘿病或亢进或减退。又如腹中胰脏（古无其脏名，但已知其病为消渴）亦有生化胰气之物质，维持和调节气、血、津液、精微等平衡。若胰气化生不足，使津液、精微气化失常，即可发生消渴病。其他如心、肺、肝、胆、胃、肠等脏腑组织器官均有化生特殊物质，以发挥其多种独特作用。但人体奥秘，深之又深，有待不断发现，不断认识。

第二节　特殊辨证与治疗方法

中医内科除常规的辨证治疗方法外，还有特殊的辨治方法，即用常规常法辨治者少效或无效。例如从藏象体系辨治少效者，可从天癸体系辨治。或从五脏之肝治之乏效，可改从脾治之，治脾乏效者，可改从肾论治。或从天癸至精治之少效者，可从天癸至神治之，甚至可以从至气、至液调治。特殊辨治之法大致可包括从天癸论治、从毒论治、从脾胃论治、从肝胆论治、从肾论治、从气论治、从血论治、从痰论治、从浊论治等，以开拓广阔辨治多法。

一、从天癸论治

凡是五脏六腑虚火、实火内盛者，夜不能寐、白昼烦躁，寐时有噩梦惊扰，记忆减退，喜悲伤欲哭，呵欠频作，经用养心、安心、清心、护心等安定心神法，无明显疗效者，可通过调养、平安天癸至神法，使天癸至神得以安宁。脏腑虚火为病者，常以琥珀、麦冬、酸枣仁、五味子、淮小麦、百合、灵芝、生地黄、白芍、龙骨之类；实火偏盛者，则以黄连、柴胡、败酱草、苦参、蝉蜕、僵蚕、珍珠母、生代赭石、秫米之类。

若脏腑之气不足，精神疲惫，畏寒怯冷，面色㿠白者，经用补气、温阳无显著疗效者，可用补益天癸至气之法，激发脾肾阳气，常用人参、附子、巴戟天、肉桂、鹿角胶、菟丝子、熟地黄之类。

若脏腑阴血亏损，形体瘦弱，面色萎黄，或虚热口干而淡，或不耐寒冷者，经用滋阴养血无显著疗效者，可用补益天癸至液之法，以激发阴液营血，常以阿胶、枸杞子、巴戟天、西洋参、红参、黄精、熟地黄之类。

若脏腑之肾不足，男子精气亏弱，女子经血亏损，精神衰疲，畏寒怯冷，面色无华，性欲减退，阳物痿软，阴户干痛，情绪低落，睡眠不佳，经用补肾精，益经血，无显著疗效者，可用补益天癸至神和至精，以激发肾和命门。男子可用楮实子、海狗肾、海马、冬虫夏草、蛤蚧、锁阳、淫羊藿、酸枣仁、灵芝、琥珀、五味子、百合之类；女子可用柏子仁、白芍、龙骨、蛤蟆油、覆盆子、紫河车、补骨脂、葛根、续断之类。

二、从毒论治

凡是诸疾顽病，经多方调治，或大病暴疾，急攻救治，均无明显疗效者，可以从毒疗治，或以毒攻毒，驱除毒邪。毒的意义甚广，有用于病邪，有用于病证，有用于证候，有用于治疗，有用于药物等。同时还可广泛引申其他事物、事件，如罪恶、祸害、危害、痛苦、狠毒、厉害、杀害，以及憎恶和憎恨等，均有毒的含义。例如，时病外感病邪，经解表散邪未见好转，头疼肌痛，寒战高热显著者，必是毒邪内盛。虽为浮层表证，但发展甚速，不论时行毒邪，或是六淫感邪化毒者，应以浮层动层或卫分气分并清，兼顾清沉层外透浮层，使毒邪无以深藏隐匿。可用防风、一枝黄花、连翘、金银花、野菊花、大青叶、生石膏、玄参、僵蚕、蝉蜕、人中黄、麦冬之类。

又如气分证，身热口渴，烦躁不安，颜面潮红，大便秘结，经清气分邪热，反而邪热不退，又增谵语神糊。此为动层热毒内壅，腑气郁结，神明扰乱。可用生石膏、黄连、大黄、芒硝、枳实、石菖蒲、安宫牛黄丸（成药，研粉灌服）之类。

又如营分证身热不退，午后热盛，两颧绯红，项背强急，四肢抽搐，神志模糊，经清营退热未见著疗效。此为沉层热毒炽盛，营血燔热。应予解毒为首选，可用水牛角片、重楼、人中黄、人工牛黄、生地黄、羚羊角、寒水石、全蝎、僵蚕、黄连等，神志不清可加成药安宫牛黄丸，烦躁神糊可加紫雪丹，深度昏迷可加至宝丹之类。

又如状似恢复期，实为伏层证，表面看如病变向愈，而实质病之原毒，或六淫继毒，以及七情郁结、内湿、痰浊、瘀血等化毒内伏者，均不可轻视，继以排毒以消除隐患。或见低热不退，形体消瘦，咳嗽无痰，为肺阴不足，余毒内伏，可用羊乳、地骨皮、麦冬、北沙参、川贝母、青黛、猫爪草、猫人参之类。或见心悸怔忡，胸闷少气，脉细数或结，为心中气阴亏损，余毒内蕴，可用绞股蓝、苦参、丹参、生晒参（症势轻者亦可用党参、太子参）、北五味子、酸枣仁、麦冬、甘草之类。或见午后低热，虚烦少寐，手足震颤，舌尖边红，脉象细数，可用炙鳖甲、生地黄、百合、地骨皮、麦冬、胡黄连、白薇、僵蚕、野菊花之类。或见身热已退，神疲少力，口干唇燥，食欲不启，大便结或溏，舌光或干，脉象细弱，可用生薏苡仁、生鸡内金、生山药、生晒参（或西洋参）、绞股蓝、生黄芪、龙胆草、石斛、生麦芽之类。或见肾系病症状消退，小便通利，无水肿，但时有头目眩晕，精神不振，腰膝酸软，舌光淡或尖红，脉尺弱或细数。若属于热毒内伏者，可用生地黄、山茱萸、山药、牡丹皮、茯苓、知母、黄柏之类；若属于寒毒内伏者，可用制附子（先煎）、肉桂、茯苓、车前子、山药、山茱萸、熟地黄、怀牛膝、黄芪之类。

三、从脾胃论治

脾胃为后天之本，气血精津液化生之源。若以心病治心、肺病治肺、肝病治肝、肾病治肾，治之不应者，尤其内伤杂病更为常见。因脏与脏之间有着密切联系，如《素问·玉机真脏论》说："五脏相通，移皆有次，五脏有病，则各传其所胜。"就五行学说来讲，脾土化生精微以充肺金，肺金清肃下降以助肾水，肾中水精以滋肝木，肝木之性以助心火，心火之热以温脾土。这是五脏配五行的相互资生关系。肺金清肃下降，可以抑制肝阳上亢；肝木条达，可以疏泄脾土之壅滞；脾土运化，可以制约肾水之泛滥；肾水上滋，可以防止心火亢盛；心火阳热，可以制止肺金清肃之太过。这是五脏配五行的相互制约关系。

五行学说，不仅可以说明生理情况下，脏与脏间相互联系，而且可用于说明在病变情况下，脏与脏间相互影响。例如肝病可以传脾，属木乘土；脾病亦可影响与肝，是土侮木；肝脾同病，称木郁土虚或土壅木郁；肝病还可以累及于心，称为母病及子，累及于肺，称为木侮金，累及于肾，称为子病及母。其余他脏亦是如此，均可用五行生克乘侮关系说明它们之间的相互影响。

心病从脾治：心主血脉，脾主生血统血，脾气旺盛则营血充足；血行脉中，赖脾气之统摄，才能正常运行。故《灵枢·决气》说："中焦受气取汁，变化而赤，是谓血。"《血证论·脏腑病机论》又说："血之营运上下，全赖乎脾。"再者，心主神志，神慧志明，全赖血之所养。故《灵枢·本神》说："心藏脉，脉舍神。"如心中气血不足，不能濡养于神，可出现不寐、怔忡、多梦、健忘等一系列神志失宁的症状。若单纯以心病治心之法，往往难获良效，以脾论治，则气血速生，神志自宁，不治其心，心病自愈。又者，心之所病，有血虚、气虚、阴虚、阳虚、心火亢盛、痰火扰心、痰浊乘心、心血瘀阻等。其中，心血虚和心气虚常从脾论治，心血瘀阻、痰浊乘心亦常从脾论治。因脾气不足，气不运血，而成心血瘀阻；脾阳不足，寒湿内生，酿成痰浊，而成痰浊乘心。心阳虚衰，除直接温补心阳外，常以温脾阳为之后盾，脾阳振奋能促进心阳恢复，又能巩固疗效。

心病从胃治：心者，君主之官而主血，胃为水谷之海而生血。心主宰胃，胃濡养心。胃气旺盛，营血来源充足以濡养其他脏腑。故《素问·平人气象论》说："人以水谷为本。"《素问·玉机真脏论》说："五脏者，皆禀气于胃，胃者五脏之本也。"心病从胃治主要为心阴虚和心火亢盛，以及痰火扰心等证候。心阴虽由肾阴供养，但肾阴来源于水谷精微，所以胃阴充足，才能使心阴充足。同时，胃气主降，降则心火与肾相交，水火既济。此外，痰火扰心，心火妄动，直折火邪则痰不去，若泻胃腑，则可达到清心涤痰的目的。

肝病从脾治：肝藏血主疏泄，脾统血主运化。肝所藏之血，赖水谷精微所化生；而脾之运化，又依附于肝之疏泄，故肝与脾有着密切协调的关系。若脾气不足，运化不健，血无以化生；或脾虚统血无权，血不循经，失血过多，均能影响肝之藏血，甚至形成肝血亏损。脾运失调，水湿内停，湿郁化热，湿热熏蒸于肝，引起黄疸。再如脾阳不足，阴寒内阻，反侮于肝，致寒滞肝经，引起腹部疼痛。此外，或其他脏腑为病累及于肝，或肝脏本虚，都可考虑从脾论治。肝的病证有多种多样，因虚因实，为寒为热，无所不有，一般常见有肝血不足、肝经湿热、肝气郁结、肝火上炎、肝阳上亢、肝风内动、寒滞肝经等。其中肝血不足或肝经湿热经久不愈者，多从脾论治；肝气郁结，寒滞肝经治肝不愈者，亦可从脾胃论治。

肝病从胃治：肝脉夹胃，木赖土培，肝中阴血多由胃阴所化生。肝病可累及于胃，而胃病又能影响于肝。如胃火上冲，不但可出现牙龈肿痛，口内糜烂，而且还会影响肝经，形成肝火上炎病变。又如胃阴不足，无以散精于肝，而肝阴不足，肝阳上亢；肝阴亏损，不能濡养筋脉，可引起肝风内动。故叶天士说："胃汁竭，肝风动。"肝的病证从胃治，主要为肝火上炎、肝阳上亢和肝风内动等证候。

肺病从脾治：肺主气，脾为生气之源。因此，肺气的盛衰在一定程度上取决于脾之强弱，脾气旺盛，则肺气充足。在五行学说中，脾属母脏，肺为子脏，无论在功能上和病变上，都有密切关系，尤其在病变情况下显得更为重要。比如肺气虚弱，直接补肺不能取得效果，可采用培母以养子的方法（即培土生金法）治疗，则往往容易起到显著疗效。同时，脾气虚弱亦可导致肺气不足，出现神疲体倦、气短少言等；若脾运失健，水湿不行，聚而为痰，影响肺之肃降，可出现咳嗽气喘、痰白黏腻等症，固有"脾为生痰之源，肺为贮痰之器"之说。肺的病证，常见的有肺气虚弱、肺阴不足、痰湿阻肺、燥邪伤肺等。其中肺气虚弱、痰湿阻肺经久不愈者，常从脾论治。

肺病从胃治：肺与胃在生理功能与病理变化上都有密切联系，肺阴充足与否，直接与胃阴充盈和不足有着关联。肺阴不足，临床常以养胃阴以滋肺。故叶天士说："清养胃阴，使津液得以上供，则燥痒咳呛自缓，土旺金生，虚则补土。"又如因痰或火等壅阻于肺，咳逆上气，治肺不效，则以降胃气而引肺气下行，不治肺而肺病自瘳。

肾病从脾治：肾为先天之本源，脾为后天之生养；肾主藏精，脾主化生水谷精微。先天之精禀受于父母，后天之精来源于饮食。人之出生之前，先天之精为后天之精奠定了物质基础；出生之后，后天之精又不断供养先天之精。所以脾与肾是相互依存、相互促进的关系。如脾气不足，水谷精微乏源，无以充养先天，先天之精气亦随之亏少。又如脾阳虚弱，不能制水，肾水泛滥，则成水肿。肾的病证，临床常见的有肾阳虚弱、肾气不固、肾虚水泛、肾阴不足、肾精不充等多种证候。若直接治肾少效时，可从脾论治，尤其肾阳虚弱、肾气不固、肾虚水泛疗效为佳。

肾病从胃治：肾为藏精之脏，胃为阴液化源之腑。精血为饮食五味之秀实，胃阴充足，精无乏源之忧。故叶天士说："保胃阴，即所以益肾固本。"若胃阴不足，势必肾精亏虚，相火内扰，因而临床常从滋养胃阴着眼，胃阴充盈，则肾精亦足，相火亦潜秘阴中。诚如叶天士所说："养胃阴治龙相，从中宫敷布津液于肾，使阳秘阴中，龙相潜安。"肾的病证，阳气不足诸证候，多以从脾论治。若肾阴不足和肾精亏损而治肾少效者，则常从胃论治。

此外，腑病治腑不能起效者，如胆病治胆，小肠病治小肠，大肠病治大肠，膀胱病治膀胱，是临床常用的治疗方法。但病变复杂时，单纯某腑病治某腑，疗效颇难满意。脾与胃相表里，而胃又与小肠、大肠以管道直接相通，与胆、膀胱又有间接联系。

脾胃与胆、小肠、大肠、膀胱等在生理功能上有着至密关联，在病理变化上同样有相互影响，故在治疗上腑病治腑疗效不甚显著者，可以从脾胃论治。因脾胃为气机升降之枢纽，对上述诸腑的气机升降有调节作用，同时诸腑又赖于脾胃所养。临床所见胆、小肠、大肠、膀胱病属实证、热证、阴虚证，多数从胃论治；属于寒证、阳虚证、气虚证，多数从脾论治。

四、从肝胆论治

肝位于腹部，横膈之下，右胁之内。《素问·灵兰秘典论》说："肝者，将军之官，谋虑出焉。"肝的生理功能，主要是主疏泄，主藏血，肝藏魂，在志为怒，在液为泪，在体为筋，其华在爪，其充为筋，体阴而用阳，主动主升。

肝主疏泄：是以肝主升、主动的生理特性为基础。肝的主升、主动是调畅全身气机、推动血液和津液的运行。所以，肝的疏泄功能具体可分以下三个方面。

1. 调畅气机 气机是气的升降出入运动的协调平衡，由于肝的生理特性是主动、主升，这对气机的疏通、畅达、升发是一个重要的因素。因此肝的疏泄功能是否正常，对于气的升降出入运动，以及它们之间的平衡协调，起着重要作用。肝的疏泄功能正常，则气机调畅，气血和调，经络通畅，脏腑器官的活动亦就自如通利。肝的疏泄失常，大部分可分为两种情况：一为肝的疏泄功能不足，是指肝的主动、主升受到障碍，力量减退，气机失于疏通和畅达，以致气机阻滞郁结的病理变化。临床可见胸胁、两乳、少腹等部位的胀满、疼痛等现象。二为肝的疏泄功能太过，是指肝主动、主升太强力，而致气的升发过度，下降不及，形成"肝气上逆""肝火上炎"等病理变化。临床可见头部胀痛，面红目赤，胸胁胀满，烦躁易怒，甚至气逆过度，可出现吐血、咯血，或突然昏仆不知人事等现象。

2. 促进脾胃运化 脾胃的受纳消化吸收食物的功能，与肝的疏泄有密切关系。肝的疏泄功能使气机调畅，有助于脾升胃降的协调，为脾胃的运化功能创造良好的条件。如果肝的疏泄功能异常，不但累及脾的升清，清气不能上升而致头目眩晕，清气陷下而为大便飧泄，同时亦能影响胃的降浊，胃气上逆则为嗳气呕逆，浊气不降则为脘胀便秘。所以肝的疏泄功能正常，是保持脾胃正常运化功能的重要条件。故《素问·宝命全形论》有"土得木而达"之说。唐宗海在《血证论·脏腑病机论》中说："木之性主于疏泄。食气入胃，全赖肝木之气以疏泄之，而水谷乃化。设肝之清阳不升，则不能疏泄水谷，渗泄中满之证，在所不免。"

3. 调畅七情五志 七情、五志是属于人的精神、意识、思维活动的组成部分。在藏象学说中，是由心所主，在天癸学说中，是由至神所主，但均与肝的疏泄功能有密切相关。因为人之所以有正常的情志活动，主要依靠脑髓和气血的正常活动，肝的疏泄功能具有调畅气机、促进脑髓和血液运行等生理作用，所以肝的疏泄功能具有调畅情志的作用。如果肝的疏泄功能不足，则肝气郁结，常可出现心情抑郁不乐，悲忧善虑；若肝的疏泄功能太过，则肝气、肝火上升，常可见性情急躁易怒，情绪易于激动。同时，女子的排卵和月经来潮，男子的排精与肝的疏泄功能亦有密切关系。临床治疗月经不调，疏肝为重要治法之一，故有"女子以肝为先天"之说。

肝主藏血：肝藏血的生理功能，可包括贮藏血液和调节血量两个方面。肝藏血的本意，是指肝具有贮藏血液和防止出血的功能。由于肝体阴而用阳，所以必须贮存一定数量的血液，才能制约肝的阳气，勿使升动太过，使其冲和条达，以保持正常的疏泄自然调畅功能。如果肝的藏血之功减退，一方面可以形成肝的贮存血量不足，而致肝血虚，或不能制约肝的阳气升动，又可引起肝阳上亢，或肝火上炎，或肝风内动等病理变化。另一方面，亦可引起吐血、衄血、崩漏等出血性的病理现象。

肝与胆相表里，胆为六腑之一，又属奇恒之腑。胆呈囊形，附于肝之短叶间。《难经·四十二难》说："胆在肝之短叶间，重三两三铢，盛精汁三合。"胆的主要功能为生化、贮藏和排泄胆汁，以助消化饮食。在藏象学说中，还认为胆有"主决断"的独特作用，如《素问·灵兰秘典论》说："胆者，中正之官，决断出焉。"

胆汁的生成与排泄：胆汁生成于肝，味苦，呈黄绿色，贮藏、排泄于胆，在消化食物过程中向小肠排泄，以助脾胃运化。由于胆汁来自肝脏，为清净之液，故《灵枢·本输》称"胆者，中精之府"，《难经·三十五难》称"中净之府"，《备急千金要方》称"中清之府"。张介宾《类经·藏象类》中说："胆为中正之官，藏清净之液，故曰中精之府。盖以他腑所盛者皆浊，而此独清也。"胆汁是由肝的精气所化生，如《东医宝鉴》说："肝之余气泄于胆，聚而成精。"所以，胆汁的生成、分泌和排泄，与肝的疏泄功能有密切相关。肝的正常疏泄，有助于胆汁的正常排泄，脾胃的运化功能亦健旺。若肝失疏泄，肝气郁结，则胆汁的生成、排泄就不利，从而出现胸胁胀满疼痛，累及脾胃运化失常，可出现食欲不振、厌食油腻、腹胀便溏，或胆汁外溢肌肤，则可发为黄疸。反之，若胆汁淤毒，阻滞胆汁排泄，亦可引起肝的疏泄功能障碍，而造成的肝的病变。

此外，胆有决断和主升主降作用。《素问·灵兰秘典论》说："胆者，中正之官，决断出焉。"胆主决断，是指胆有判断事物作出决定措施的功能，亦属思维活动范畴。所谓"中正"，即处事不偏不倚，刚正无私之意。由于肝胆相表里，肝为将军之官而主谋虑，但要作出决断，还要取决于胆。故《素问·奇病论》说："夫肝者，中之将也，取决于胆。"说明在思维活动中，肝与胆是相互作用的。张介宾《类经·藏象论》注说："胆附于肝，相为表里，肝气虽强，非胆不断，肝胆相济，勇敢乃成。"说明了肝与胆，脏与腑，相互共同的作用。

胆既是六腑之一，又为奇恒之腑之一，既主气升，又主气降。《医学求是》说："肝木不升则克脾土，胆木不降则克胃土。"《临证指南医案》说："治肝之法，以条达为贵；治胆之法，以降泄为要。"六腑的共同生理特点以降为和，以通为用。从胆汁的分泌排泄而言，通降为其主要功能特点，通降一旦失职，即可引起胆的诸多病变。胆气主升，是指胆之气在人体气机升降出入运动中有主司升发的作用。《素问·六节藏象论》说："凡十一脏取决于胆也。"这是胆主升发的重要意义，犹如春天少阳升发之气一来，万物生长，人之胆气升发，则各脏腑才能正常活动，故谓"十一脏取决于胆"。

由于肝与胆的生理功能十分广泛，凡诸脏诸腑气机不畅，营血不和，不论虚证实证、寒证热证、阴证阳证，均可从肝胆论治。若肝病治肝，胆病治胆，治之少效或无效者，可以滋肾益肝、和脾柔肝、健胃利胆等以他脏他腑间接治之。

五、从肾论治

肾位于腰部，脊柱之两侧，左右各一。故《素问·脉要精微论》说："腰者肾之府。"肾为机体的重要脏器，在藏象学说中认为藏有"先天之精"，为脏腑阴阳之本，生命之根，而为"先天之本"。肾的主要生理功能为藏精，主生长、发育和生殖，主宰全身的水液代谢。

肾主藏精，主生长、发育和生殖：肾藏精的功能，主要包括肾主闭藏和肾主生长、发育、生殖两个方面。

肾主闭藏，是指肾具有摄纳、贮存、封藏的功能。故《素问·六节藏象论》说；"肾者主蛰，封藏之本，精之处也。"《素问·上古天真论》说："肾者主水，受五脏六腑之精而藏之。"肾之闭藏的主要作用，是将精气藏之于肾，促进肾中精气的不断充盈，反之精气无故流失。在正常的情况下，肾的闭藏作用，可得到不断的补充，不致亏虚，以维持机体的健康。如果肾的闭藏精气作用减退，即肾失封藏，或肾中精气得不到相应的补充，形成肾藏精不足，不仅肾中精气亏虚，而且肾精亏损，不能滋养其他脏腑。

肾主生长、发育和生殖，实际是肾中精气所产生的生理效应。故《素问·金匮真言论》说："夫精者，身之本也。"肾所藏的精，既不仅仅是指禀受于父母生殖之精，又不是泛指气、血、津、液等物质，而有它的特定概念，故一般称作肾中精气。从其来源而言，一是来源于父的生殖之精，即"先天之精"；一是来源于人出生以后，机体从饮食物中摄取的营养成分和脏腑生理活动过程中化生的精微物质，故《素问·上古天真论》说："肾者主水，受五脏六腑之精而藏之。"

"先天之精"与"后天之精"，二者相互依存。先天之精赖于后天之精的不断培育和充养，才能充分发挥其生理作用；后天之精赖于先天之精的活力资助，才能不断摄入和化生。二者在肾中密切结合组成肾中精气，以维持机体的生命活动和生殖能力。

肾主水液：是指肾脏具有主持和调节人体水液代谢的生理功能。肾脏又称"水脏"，故《素问·逆调论》说："肾者水脏，主津液。"肾的这一功能，主要依靠肾的气化作用来实现。人体的水液代谢包括两个方面：一是将饮食物中化生的津液（水精）输送到全身，以补充血液容量和滋养机体各脏腑、组织器官；二是将脏腑组织代谢后的水液及其代谢产物的汗液和尿液排出体外。在正常的情况下，水液通过脾的运化，肺的宣发肃降，三焦的决渎，肾的气化作用。但是肾的气化作用，是水液代谢的关键。

鉴于肾的功能特别重要，不论是主人体的藏精，人体的生长与发育，与肾均有密切关联。肾不但主藏精，还能滋养五脏六腑，精还能化气化血，滋养四肢百骸，先天之精还能繁衍后代等。所以，凡是诸多虚损病变均可以从肾论治。例如治疗肺脏本病之久咳、久喘、肺痿、肺痨等治之无效者，可从肾论治。肾中精气充足，纳气有根，即能吸气深而有力，咳喘平复；或骨蒸潮热，虚热内扰，亦可从肾论治，滋补肾阴，肾阴充足，虚热自除；或脾阳虚衰，寒邪内阻，治以温脾祛寒无效者，可从温补肾阳论治。由于肾中精气，既有元阳又有元阴，善于激发诸脏潜在力量。凡是人体脏腑各有潜能，可以相互调节，若治之本脏少效或无效者，可从他脏治之。如胃病治胃不效者，可以从肝论治或从肝胆论治，或从肝脾论治，甚至从肾论治。

除上述特殊辨治外，还有从气论治、从血论治、从痰论治、从浊论治等。气为百病之长，变化多端，气虚气实，气升气降，气火气寒，不论伤寒温病，疑难杂症，动态调治，最为重要。血者神气也，宜温而不宜寒，宜静而不宜动，血又不能速生，阴之质也，故治血者，暖而不热，寒而不冷，热而不火炎，补血养营为要，活血祛瘀通络为治血之本，可视为从血论治之妙法。怪病多痰，痰火躁动，寒痰肿胀，痰藏气道，亦入经络，在外结块较软，在内犹如无形之毒，故从痰论治亦属不可等闲视之。浊邪者往往责之于兼夹之邪，在临床中常视之为兼邪不属于主邪，实际上病邪在人体内发展变化之病理深层处时所产生的独特的毒性甚强的，易损伤脏腑组织器官，即是浊邪。其质大都稠腻黏滑，状如污秽之物。浊邪常与痰或湿等相伍，故又称之为痰浊、湿浊。从六淫之邪治之不效者，可从浊邪论治，或许有灵验相感之效。